AF474193

[illegible]

[illegible] DE PARIS
[illegible] HÔPITAUX DE PARIS
[illegible] SAINT-JOSEPH
[illegible] L'ASSISTANCE PUBLIQUE

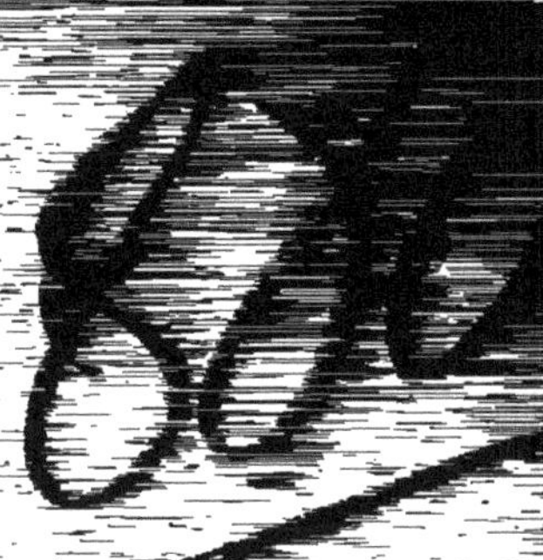

ÉTUDE

SUR LES

VAISSEAUX VEINEUX

DE LA MUQUEUSE NASALE

(PSEUDO TISSU ÉRECTILE)

PARIS
H. JOUVE, ÉDITEUR
15, RUE RACINE
189[illegible]

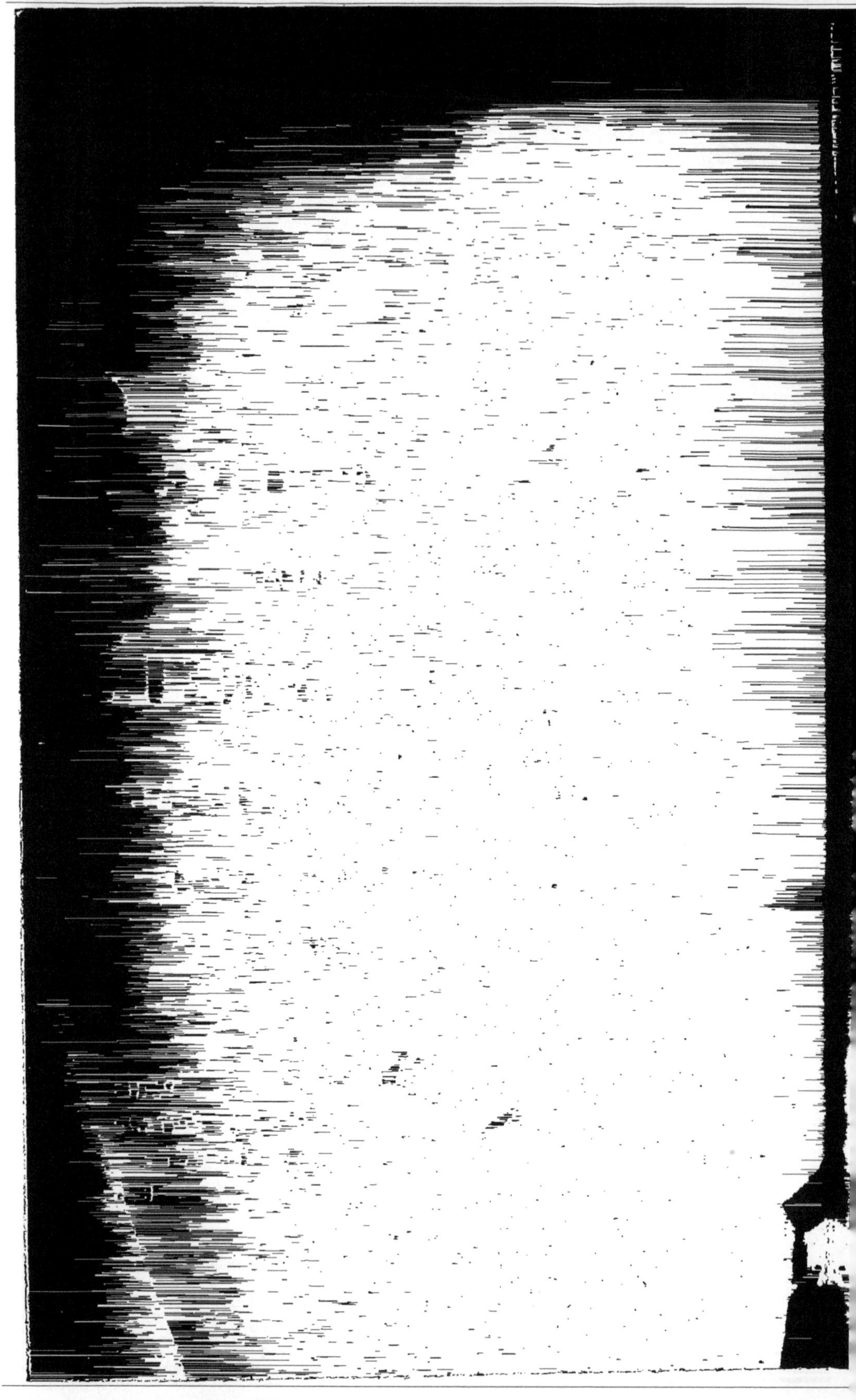

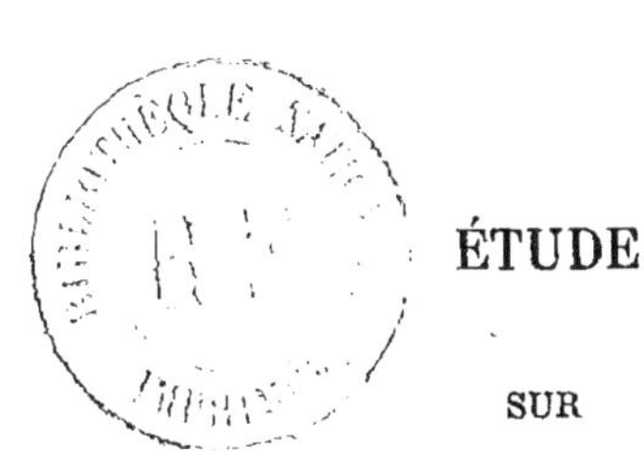

ÉTUDE

SUR

LES VAISSEAUX VEINEUX

DE LA MUQUEUSE NASALE

Travail fait au laboratoire des travaux pratiques d'Histologie de la Faculté

Dr JEAN BOULAI

DE LA FACULTÉ DE PARIS
ANCIEN EXTERNE DES HOPITAUX DE PARIS
ANCIEN INTERNE DE L'HOPITAL SAINT-JOSEPH
[MÉ]DAILLE DE BRONZE DE L'ASSISTANCE PUBLIQUE

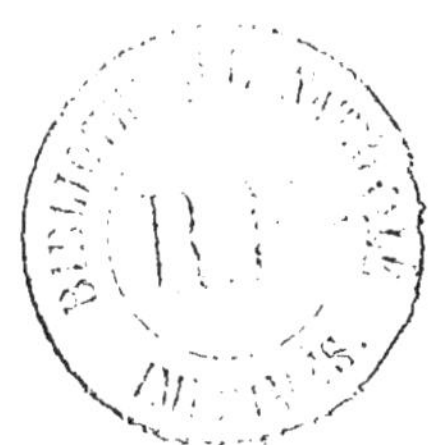

ÉTUDE

SUR LES

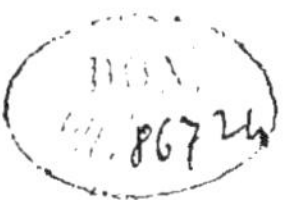

VAISSEAUX VEINEUX

DE LA MUQUEUSE NASALE

(PSEUDO TISSU ÉRECTILE)

PARIS
H. JOUVE, ÉDITEUR
15, RUE RACINE
1896

A MON PÈRE

mon premier maître et mon meilleur ami ; dont la carrière médicale sera toujours pour moi le plus bel exemple d'honneur et de dignité professionnels.

Hommage de respectueuse et filiale affection.

A MONSIEUR LE DOCTEUR RICHELOT

(Externat 1892)

A MONSIEUR LE DOCTEUR MERKLEN

(Externat 1893)

A MONSIEUR LE DOCTEUR SEVESTRE

(Externat 1894)

A MONSIEUR LE DOCTEUR CHATELLIER

(Internat 1895-1896)

A MM. LES DOCTEURS LUBET-BARBON ET MARTIN

A MON PRÉSIDENT DE THÈSE

MONSIEUR LE PROFESSEUR LABOULBÈNE

Médecin des Hôpitaux
Membre de l'Académie de Médecine
Officier de la Légion d'Honneur

ÉTUDE SUR LES VAISSEAUX VEINEUX DE LA MUQUEUSE NASALE

(PSEUDO-TISSU ÉRECTILE)

PREFACE

Il existe dans la muqueuse nasale, et particulièrement dans celle qui tapisse les cornets inférieurs dans leur extrémité postérieure, des vaisseaux que de nombreux auteurs ont décrits comme du tissu érectile véritable.

Il nous a semblé que cette assimilation n'était justifiée ni par leur structure ni par leur rôle physiologique.

Ce sont nos recherches à ce sujet qui font l'objet de ce travail.

Nous pensons qu'il s'agit de veines à parois musculaires très puissantes et en rapport avec une circulation des plus actives.

Dans le cours de nos recherches bibliographiques nous avons trouvé cette idée déjà exprimée dans le « *Manuel des travaux pratiques d'histologie* », de M. Ch. Remy, avec lequel nous sommes trop heureux de nous être rencontré.

Nous ne voulons pas laisser échapper l'occasion qui nous est offerte ici de rendre un public hommage à ceux qui furent nos maîtres dans les hôpitaux, sans les prier d'agréer l'expression sincère de nos sentiments de reconnaissance.

Et d'abord à M. le Dr Chatellier dont nous avons eu l'honneur d'être l'interne. Nous lui devons la plus grande part de notre éducation laryngologique ; le souvenir de ses conseils et de son exemple seront pour nous une règle de conduite dont nous ne voulons pas nous départir. C'est grâce à son autorité incontestée et à sa direction savante que nous avons osé entreprendre ce travail, qui fait le sujet de notre thèse inaugurale.

Nous avons fait près de notre cher maître, M. le Dr Merklen, presque toute notre éducation médicale. Stagiaire ou externe, nous avons toujours trouvé en lui un maître aussi bienveillant que dévoué. Nous avons été à même de juger avec quelle science et quel dévouement il soigne ses malades. Notre plus grande joie serait de l'imiter. Qu'il permette à notre reconnaissance de lui affirmer ici que notre année d'externat de Saint-Antoine est celle dont nous gardons le plus vif et le meilleur souvenir.

M. le Dr Richelot a bien voulu nous accepter comme externe dans des circonstances que nous ne saurions oublier. L'initiative qu'il nous a laissée dans son beau service de Tenon et l'expérience que nous avons acquise grâce à sa largeur d'idées et à son incontesté et si remarquable talent nous font un devoir de lui adresser ici un bien sincère merci.

Nous ne saurions oublier la bonne année d'externat passée à l'hôpital Trousseau près de M. le Dr Sevestre. L'intérêt qu'il nous a toujours témoigné et ses causeries savantes non moins que familières ont été pour nous d'un grand prix; nous lui en exprimons avec bonheur notre reconnaissance.

M. le Dr Gérard-Marchant et M. le Professeur Le Dentu à l'école desquels nous avons puisé nos premiers éléments de chirurgie, et M. le Dr Barth qui nous a initié aux difficultés de l'auscultation, ont droit à notre bien vive gratitude.

Nous ne saurions oublier MM. les Dr Bar, Bonnaire, Guinard, Richardière, Lermoyez et Lebreton, que nous avons eus à divers titres dans les hôpitaux.

MM. les Drs Lubet-Barbon et Martin, à la belle clinique desquels nous avons recueilli les premiers éléments vraiment scientifiques de laryngologie ont, eux et leurs obligeants collaborateurs, des droits à toute notre reconnaissance. Nous sommes heureux de la leur exprimer ici publiquement.

Notre collègue et ami Alquier sait nos sentiments à son égard, mais nous ne pouvons omettre de le remercier une fois encore de l'empressement avec lequel il a mis son temps et son savoir à notre disposition.

M. le professeur Laboulbène a bien voulu nous faire l'honneur d'accepter la présidence de notre thèse. Nous sommes heureux de le prier de vouloir bien agréer l'expression de notre respectueuse reconnaissance.

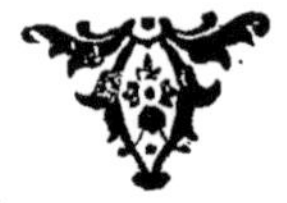

PREMIERE PARTIE

HISTORIQUE

CHAPITRE PREMIER

HISTOLOGIE.

§ 1. — Les traités d'anatomie nous donnent peu de détails sur la circulation intime des fosses nasales.

Cruveilhier s'exprime ainsi : le système capillaire veineux de la pituitaire est tellement considérable qu'il constitue en quelque sorte la base de sa texture. Les veines qui en émanent vont se rendre par des troncs extrêmement considérables dans les veines maxillaire interne, faciale et ophtalmique.

Sappey signale les veines de la pituitaire comme très nombreuses et d'un calibre très supérieur à celui des artères. Elles formeraient un plexus d'aspect variqueux et presque caverneux duquel partent des branches qui se portent dans toutes les directions en formant trois groupes principaux : antérieur, supérieur et postérieur.

Testut cite les opinions de Zuckerkandl, Toynbee et Pilliet que nous donnons plus loin.

Debierre nous dit : Les vaisseaux sanguins présentent la disposition des vaisseaux du tissu érectile. Je renvoie aux travaux de MM. Arviset et Isch Wall que nous analyserons dans le cours de ce travail.

Ranvier s'exprime ainsi: Les vaisseaux sanguins sont extrêmement abondants dans la muqueuse pituitaire, les veines y sont volumineuses et très superficielles.

§ 2. — Parmi les travaux publiés spécialement sur l'histologie de la muqueuse nasale, nous devons par ordre chronologique citer d'abord ceux de Kolbrausch.

Kolbrausch (1853, in communication de Wilhelm Roth, *Centralblatt für die Gesammunde Therapie*), aurait le premier signalé le tissu rougeâtre qui recouvre les cornets et même le tissu adénoïde du cornet inférieur.

Kœlliker, en 1867, dit que, au voisinage de la cloison et sur les cornets inférieurs, la muqueuse a 2 à 5 millimètres d'épaisseur, ce qui tient à la présence de réseaux veineux très riches et comme caverneux surtout remarquables au bord libre et à l'extrémité des cornets inférieurs (ext. post.)

Toynbee, en 1868, signale le tissu érectile chez l'homme et les mammifères dans toute la muqueuse nasale.

Bigelow, sept ans plus tard, refait la même étude que Toynbee et arrive aux mêmes conclusions.

Voltolini, en 1877, décrit ce même tissu dans toute la surface des fosses nasales. Pour lui ce tissu est compris dans toute l'épaisseur de la muqueuse qui atteint 4 millimètres et s'étend à la surface du périoste en formant des cavités et des trabécules à la manière d'une éponge. Grâce à l'énorme quantité de sang qu'il contient le nez reste toujours humide pourvu que ce tissu reste en état d'érection, c'est-à-dire ne se vide jamais. Ce résultat est produit par la disposition suivante : la lamelle osseuse très mince du cornet est criblée de nombreux trous donnant passage aux vaisseaux qui leur adhèrent, de sorte qu'ils restent toujours béants. Par là s'expliquent les épistaxis graves, les végétations télangiectasiques donnant lieu à des hémorrhagies considérables.

Ce tissu caverneux peut s'hypertrophier en avant et en arrière du cornet de façon à simuler des polypes piriformes. Cette hypertrophie donne lieu à l'oblitération des fosses nasales.

La même année **M. Sidky**, dans sa thèse inaugurale, s'exprime ainsi au sujet de la circulation de la muqueuse nasale :

« Les vaisseaux de la pituitaire sont nombreux, ils forment un lacis serré et riche qui rappelle par son abondance celui des organes érectiles. Il est toutefois digne de remarque, qu'ils sont un peu moins nombreux au niveau de la région olfactive que dans le reste de la membrane de Schneider. Leur disposition est remarquable en ce sens qu'au lieu d'être également repartis dans toute l'épaisseur du chorion muqueux ils permettent pour ainsi dire de considérer dans celui-ci trois couches superposées :

I. — Une couche profonde ou périostique très vasculaire ;

II. — Une couche moyenne moins vasculaire que les deux autres ;

III. — Une couche superficielle contiguë à l'épithélium, très vasculaire.

Chez le fœtus humain à terme et c'est sur lui seul qu'ont porté nos recherches, la muqueuse de la région olfactive, débarrassée de son épithélium, a une épaisseur d'un millimètre.

Les artérioles qui l'alimentent quand elles arrivent sous le périoste ont déjà un diamètre assez petit, 30 à 50 μ. Elles se ramifient un grand nombre de fois, et leurs branches qui forment un réticulum très serré mesurent de 8 à 15 μ. Les mailles qu'elles circonscrivent sont oblongues, à grand diamètre parallèle à la surface de la muqueuse, et ont en moyenne 45 sur 70 μ. Mais on observe parfois des mailles beaucoup plus rétrécies ; leur plus grand diamètre n'a pas varié ou a atteint jusqu'à 80 μ, tandis que leur petit diamètre est descendu à 20 ou 25 μ.

Bien qu'ils aient fourni au périoste un nombre considérable de capillaires, les troncs artériels d'origine conservent sensiblement le diamètre que nous leur avons reconnu à leur entrée dans la région, 30 à 50 μ, et c'est avec ces dimensions que nous les retrouvons dans la couche moyenne. Ils n'ont fait que traverser perpendiculairement la couche périostique en émettant de tous côtés de nombreux ramuscules. Ils traversent aussi perpendiculairement la couche moyenne et gagnent directement la couche superficielle où ils présentent une disposition remarquable. Dans la couche moyenne ces artérioles sont très peu nombreuses ; de fins et rares rameaux s'en détachent à angle droit qui s'anastomosent en formant de larges mailles entourant les glandes de Bowmann.

Parvenues à la limite de la couche moyenne et de la couche superficielle les artérioles changent pour la plupart de direction, elles étaient perpendiculaires, elles deviennent horizontales, et de leur paroi se détachent à angle droit des rameaux mesurant environ 15 μ qui après s'être anastomosés un plus ou moins grand nombre de fois, de manière à constituer un riche réseau, donnent naissance à la branche ascendante de l'anse terminale dont la branche descendante est un capillaire veineux.

Ce dernier se ramifie, s'anastomose à son tour, et la disposition des branches auxquelles il donne naissance est identique à celle des capillaires artériels. Il nous suffira donc d'avoir fait connaître la disposition de ceux-ci pour pouvoir se dispenser de décrire la manière dont se repartissent les veines.

Dans les couches que pour la commodité de la description nous appelons couche moyenne et couche profonde, la disposition des veines rappelle celle des artères ; il est donc inutile d'y revenir. Pourtant il est un point digne d'être signalé c'est que dans la couche superficielle le diamètre des capillaires veineux et artériels étant le même dans la couche profonde il n'en est plus ainsi, les capillaires artériels sont plus étroits que les capillaires veineux. Ceux-ci mesurent 20 à 25 μ, tandis que les premiers mesurent 8 à 15 μ. Les dimensions des gros troncs veineux sont du reste sensiblement les mêmes que celles des artérioles d'origine, c'est-à-dire 30 à 50 μ.

Chez l'embryon humain, nous avons observé, comme Todd et Bowmann, que dans les anses profondes de la couche superficielle les capillaires présentaient des dilatations de distance en distance. Cette disposition ne se rencontre pas seulement dans les anses mais aussi dans toute l'épaisseur. Ces varicosités siégeant sur les veines comme sur les artères peuvent avoir un diamètre double de celui du reste du vaisseau. Pourtant en ce qui concerne les artères ce ne sont guère que celles des anses, c'est à dire celles du plus petit calibre, qui offrent cet aspect. Les veines petites ou grosses présentent ces dilatations.

Key et Retzius ont décrit dans les artères de la dure-mère chez l'homme des dilatations ampullaires et Ranvier a vu dans le réseau vasculaire des muscles rouges du lapin une semblable disposition. Comment expliquer la présence de ces dilatations dans des organes aussi différents. C'est peut-être la manifestation d'une loi générale dont la connaissance nous fait encore défaut et qu'il appartiendra aux travailleurs de l'avenir de dévoiler. »

M. Remy, dans sa thèse d'agrégation de 1878, mentionne la très grande vascularité de la pituitaire et son aspect caverneux. Nous verrons plus loin que dans son *Manuel d'histologie pratique* paru en 1889 M. Remy reprenant l'étude de la circulation de la muqueuse nasale arrive à des conclusions identiques à celles que nous développons dans ce travail.

Kiesselback, en 1883, signale à la partie inférieure et antérieure de la cloison cartilagineuse des fosses nasales dans la muqueuse l'existence de dilatations capillaires ressemblant aux lacunes du tissu caverneux des cornets inférieurs.

Hack et Mackensie, en 1885, décrivent du tissu érectile non seulement sur les trois cornets et surtout sur le cornet inférieur, mais encore sur les parties correspondantes de la cloison des fosses nasales.

Zuckerkandl, en 1886, publie une étude sur le tissu adénoïde de la muqueuse nasale où il nous dit : La muqueuse des fosses nasales présente normalement une infiltration lymphoïde discrète. On y trouve souvent du tissu adénoïde sous forme d'infiltration diffuse ou sous forme de véritables follicules. Ces follicules sont constitués par un réticulum et par une agglomération des cellules lymphatiques. Ils existent, soit immédiatement au dessus de l'épithélium, soit profondément au-dessous du réseau capillaire de la muqueuse.

Ce tissu adénoïde ne doit pas être considéré comme un produit pathologique, c'est une disposition physiologique inconstante chez l'homme. On la constate surtout dans le méat inférieux et spécialement à la partie postérieure de ce méat. La région olfactive des fosses nasales est dépourvue de follicules et ne présente même qu'une très faible quantité de cellules lymphoïdes.

En examinant comparativement la muqueuse nasale de plusieurs animaux (chien, rat, mouton, porc, cheval....) on trouve constamment des follicules plus ou moins développés suivant les espèces. Les follicules atteignent leur maximum de développement au plancher des fosses nasales ; à la partie postérieure des cornets et sur toute la partie externe et inférieure des fosses nasales. Ils font défaut dans la région olfactive. La muqueuse de la cloison présente peu de follicules mais du tissu adénoïde infiltré. Les follicules se divisent comme chez l'homme en deux variétés : les superficiels et les profonds.

L'année suivante **M. Arviset**, dans sa thèse inaugurale, étudie ainsi le tissu érectile des fosses nasales chez l'adulte et le fœtus :

« Les corps caverneux localisés à la partie postérieure des trois cornets, au bord inférieur du cornet moyen et à tout le bord libre du cornet inférieur, sont placés dans la muqueuse même. De même que pour les corps spongieux de la verge on peut leur considérer deux couches : 1° Une couche superficielle à mailles étroites que l'on peut appeler réseau cortical ; 2° Une couche profonde formée par de vastes lacunes à contour irrégulier et limitées par des trabécules renfermant du tissu musculaire lisse dans leur épaisseur. Autour des orifices des veines qui partent du tissu érectile de la pituitaire, Zuckerkandl a noté une couche musculaire remarquable. Les artères qui se rendent aux corps caverneux sont étroites et peu nombreuses si on les compare aux veines qui sont abondantes et volumineuses.

Ces artères affectent une disposition hélicine analogue à celle qui se trouve dans le tissu érectile des organes génitaux.

De même que nous avons noté deux couches distinctes de trabécules (profonds et superficiels) nous noterons deux réseaux veineux émergeant des corps caverneux. Le réseau cortical donne naissance à des veines superficielles, le réseau profond à des veines profondes.

L'examen de la muqueuse d'un homme adulte nous offre la disposition suivante :

Cornet moyen. — Sur la coupe transversale du cornet moyen on voit que dans l'épaisseur du tissu spongieux de l'os existent des lacunes assez grandes. Sur une coupe transversale du cornet, à la partie moyenne, ces lacunes sont au nombre de trois, elles sont chacune occupées par une artériole assez volumineuse pour être visible à l'œil nu. Autour de chaque artériole existe un groupement en anneau de quatre ou cinq veinules de retour beaucoup plus petites que l'artériole. Le tout est plongé dans un tissu conjonctif réticulé d'aspect presque muqueux et entouré sur les coupes par les bandes de tissu spongieux de l'os.

Le chorion, entre l'os et la surface de la muqueuse, est très épais, et sur le bord proprement dit du cornet il ne contient que peu ou pas de glandes. Toute cette épaisseur de chorion (au moins trois millimètres) est occupée par des espaces dilatés; à lumière très irrégulière, d'aspect anfractueux, ayant une apparence érectile des plus nettes. Le tissu érectile se distingue du tissu caverneux du pénis par l'épaisseur beaucoup moins grande de sa couche de fibres lisses.

Les espaces dilatés dont nous parlons sont d'autant

plus larges qu'on les considère plus près de la couche profonde de la muqueuse. A mesure qu'on se rapproche de la surface libre de la muqueuse ces espaces deviennent beaucoup plus petits. Ils arrivent à effleurer le basement membrane.

Ces organes érectiles n'ont donc pas la régularité remarquable du système caverneux du pénis. Lorsque l'on remonte vers son insertion, on voit, sur la muqueuse qui circonscrit le méat moyen, le tissu érectile aller en s'amincissant et disparaître assez vite en arrivant près du bord adhérent de l'os. Sur la face cavitaire des cornets, au contraire, le système caverneux s'est très développé; il forme un tissu alvéolaire circonscrit par des trabécules extrêmement minces et placés immédiatement sous la muqueuse. C'est donc la continuation du tissu érectile superficiel que nous avons noté sur le bord libre. Mais, dans la partie profonde, au voisinage de l'os, on ne voit plus les grands espaces dilatés comme cela avait lieu sur le bord libre ; à ce niveau se trouvent d'abondantes veines de retour. Nous pouvons donc dire que le tissu érectile proprement dit, par sa structure et ses fibres lisses, est absolument évident sur le cornet moyen. Il forme une couche épaisse sur le bord libre de ce cornet et va en s'amincissant vers l'insertion de celui-ci, mais reste plus abondant sur la face supérieure que sur la face inférieure.

On ne peut distinguer nettement deux plans de trabécules dans le tissu caverneux du cornet moyen à cause de la transition qui existe entre les petites mailles superficielles et les larges lacunes profondes ; mais on peut pourtant dire que dans la couche profonde de la muqueuse, au voisinage de l'os, le tissu érectile est composé de très vastes lacunes irrégulières communiquant entre elles. Dans la couche superficielle il est formé de lacunes beaucoup plus petites mais possédant des anneaux musculaires des plus nets.

Cornet inférieur. — Dans le cornet inférieur nous remarquons la présence d'un tissu érectile très abondant et absolument semblable comme aspect, comme disposition et comme distribution à celui du cornet moyen. Ce tissu érectile communique également avec les vaisseaux très développés qui se trouvent dans le tissu spongieux de l'os. Les glandules que l'on remarque dans la muqueuse du cornet sont situées entre le plan érectile et l'épithélium, elles sont plus abondantes sur les faces des cornets que sur le bord libre.

Sur la pièce que nous examinons nous notons la présence d'un follicule clos dans la muqueuse du cornet. Dans un point du cornet inférieur où l'épithélium est normalement pavimenteux stratifié, fait déjà signalé par Remy dans sa thèse, le tissu érectile a les mêmes caractères que dans les régions recouvertes d'un épithélium vibratile.

Si nous prenons les faits que nous venons de mentionner en cherchant à les rapprocher nous voyons chez des animaux vivant à l'état sauvage, tels que le tatou, le chevreuil, le système caverneux des fosses nasales acquérir un volume considérable. Chez le tatou nous avons noté un véritable tissu spongieux dans la muqueuse.

Chez le chevreuil le tissu érectile occupe toute l'épaisseur du chorion. Il en a chassé les glandes et à son niveau la pituitaire n'est plus formée que de dilatations capillaires entourant les artérioles qui reposent sur les cartilages de la cloison et sont recouvertes par l'épithélium.

Donc, chez les animaux qui nous occupent, il semble que l'épanouissement des capillaires ait empêché les glandes de se développer.

Nous chercherons plus loin à déterminer le rôle physiologique des organes caverneux des fosses nasales des animaux vivant à l'état sauvage.

Chez les animaux domestiques, en effet, le système érectile de la pituitaire est moins développé et les glandes plus nombreuses. Chez le chameau, par exemple, il n'y a presque pas de tissu érectile et par contre une grande quantité de glandes muqueuses et à ferment.

Le tissu érectile est remplacé par de nombreuses et grosses veines. Chez le lapin le tissu érectile est réduit à une mince bandelette interposée entre l'épithélium et une couche énorme de glandes.

Très développé chez les animaux sauvages, à peine chez les animaux domestiques, le tissu érectile prend la place des glandes et *vice-versa*.

Dans la série de fœtus que nous avons examinés suivant un ordre zoologique, nous avons vu des capillaires dilatés sur la cloison des fosses nasales d'un embryon de porc. Nous avons rencontré sur un chat nouveau né une couche de capillaires également dilatés entre l'épithélium de la muqueuse et le cartilage du cornet inférieur. Nous avons retrouvé, mais avec un moindre développement, ces mêmes dilatations sur des fœtus de taupe et de rat.

Enfin, en arrivant à l'homme, nous avons remarqué une légère augmentation de volume des capillaires sur la muqueuse olfactive d'un fœtus de 6 centimètres, et sur un autre fœtus de sept mois ce réseau capillaire était devenu très abondant. Donc, l'examen des faits dans la série de nos fœtus nous montre que, aux endroits où se trouvera plus tard le tissu érectile, se rencontrent des dilatations de vaisseaux capillaires d'autant plus développées que le fœtus est plus âgé.

La nature capillaire des organes que nous étudions semble donc ainsi démontrée et partant leur nature réellement érectile.

Leur structure chez l'homme adulte vient encore appuyer cette proposition. Nous voyons, en effet, chez lui dans la muqueuse des cornets inférieur et moyen un tissu évidemment érectile par sa structure, renfermant des fibres lisses, surtout abondantes autour des mailles superficielles, où elles forment des anneaux très nets. L'endothélium qui tapisse ces mailles ne laisse pas de doute sur leur nature, on voit du reste facilement les vaisseaux afférents et efférents qui partent de ce tissu ou s'y rendent. Les vaisseaux afférents présentent cette particularité intéressante qu'ils sont situés dans le tissu spongieux de l'os lui-même. A chaque artériole correspondent non pas une ou deux veines mais un groupe de très petites veinules.

Nous croyons donc avoir suffisamment établi que la circulation, dans certaines portions de la muqueuse nasale, se fait par l'intermédiaire d'un véritable tissu caverneux tout à fait analogue aux corps caverneux du pénis, s'en distinguant seulement par l'absence d'enveloppe fibreuse et par la moindre épaisseur de la couche de fibres musculaires lisses des trabécules. »

La même année **M. Isch Wall** publie dans le *Progrès médical* une étude où il reprend les principaux arguments de M. Arviset :

« Le tissu érectile de la pituitaire, nous dit-il, est constitué primitivement par des capillaires qui plus tard prennent un développement considérable et subissent des modifications importantes.

Nous commencerons par étudier la muqueuse nasale d'un certain nombre d'embryons de mammifères. Nous avons examiné avec M. Pilliet des préparations de muqueuse nasale de fœtus de porc, de chat, de taupe, de rat et d'homme.

Sur les points où plus tard existera un tissu érectile, se trouvent de très nombreux capillaires, et ces capillaires sont d'autant plus développés que le fœtus est plus près du moment de sa naissance, fait sur lequel nous aurons à revenir.

Si nous examinons maintenant des muqueuses nasales d'animaux adultes, en suivant l'ordre zoologique que nous avons adopté pour l'examen de nos fœtus, nous verrons que : il n'y a pas de dilatations vasculaires chez la tortue grecque. Chez le tatou, dans la portion antérieure, épidermisée des fosses nasales, de grandes dilatations vasculaires se remarquent. Elles se retrouvent dans la couche d'épithélium cylindrique qui recouvre les portions plus profondes de la muqueuse, les dilatations forment un véritable tissu spongieux.

Sur la cloison d'un fœtus de porc de 18 centimètres, nous avons vu de nombreux capillaires dilatés ; sur les cornets, nous n'avons distingué que de très nombreuses aréoles. Sur le cornet inférieur d'un rat nouveau-né, existait, reposant sur le cartilage et recouvert seulement par l'épithélium, un riche réseau de capillaires dilatés, surtout abondants sur le bord libre. Sur un fœtus de taupe de 2 centimètres, à la partie antérieure des fosses nasales existaient également de gros capillaires. Sur un fœtus de rat nouveau-né, l'on retrouve encore des capillaires dilatés. Enfin sur un fœtus humain de 6 centimètres nous n'avons vu qu'une légère dilatation des vaisseaux au niveau des fosses nasales, tandis que sur un fœtus de sept mois nous avons constaté au même niveau un réseau capillaire très abondant, mais à la vérité non encore dilaté.

Les pièces qui ont servi à nos préparations de l'adulte proviennent d'un supplicié. Sur une coupe transversale du cornet moyen on voit que dans l'épaisseur du tissu spongieux de l'os existent des lacunes assez grandes. Ces lacunes à la partie moyenne du cornet sont au nombre de trois occupées chacune par une artériole assez volumineuse pour être visibles à l'œil nu. Ces artérioles occupent donc l'axe même du cornet. Autour de chacune d'elles existe un groupement en anneau de quatre ou cinq veinules de retour beaucoup plus petites que cette artériole.

Le chorion à ce niveau est très épais et sur le bord du cornet il ne contient que peu ou pas de glandes. Toute son épaisseur, 3 millimètres, est occupée par des espaces dilatés à lumière irrégulière, véritable tissu caverneux se distinguant de celui du pénis par l'épaisseur beaucoup moins grande de la couche de fibres lisses. Les espaces que nous venons de mentionner sont d'autant plus larges qu'ils sont plus rapprochés de la couche profonde de la muqueuse où leur volume est considérable. Ils sont beaucoup plus petits à mesure qu'on se rapproche de la surface libre, et ils arrivent à effleurer le basement membrane. Ces espaces n'ont donc pas la régularité remarquable du système lacunaire du pénis.

Le tissu érectile du cornet moyen va en s'amincissant à mesure que l'on se rapproche de l'insertion de ce cornet à la paroi des fosses nasales. Sur la face inférieure du cornet il disparaît assez vite. Sur la face supérieure, au contraire, les parties superficielles de ce tissu, celles qui sont sous jacentes à l'épithélium et formées de petites mailles prennent un développement très grand et forment un tissu aréolaire circonscrit par des trabécules extrêmement minces. Dans les parties profondes de la muqueuse on ne voit plus de grands espaces dilatés comme sur le bord libre mais d'abondantes veines de retour. Nous avons donc bien là un véritable tissu spongieux dont les artérioles sont situées dans le tissu spongieux de l'os lui-même. A chaque artériole correspondent non pas une ou deux veines mais un groupe de veinules très petites.

Le tissu érectile proprement dit par sa structure et ses fibres lisses est donc absolument évident sur le cornet moyen. Il forme une couche épaisse sur le bord libre et va en s'amincissant vers l'insertion du cornet, mais il reste plus abondant sur la face supérieure que sur la face inférieure.

On ne peut distinguer à ce tissu deux plans proprement dits d'aréoles, mais on peut dire qu'il est composé de très vastes lacunes irrégulières et communicantes dans la couche profonde de la muqueuse pituitaire au voisinage de l'os; et de lacunes beaucoup plus petites avec des anneaux musculaires plus nets dans la portion superficielle. Il y a de nombreuses transitions entre ces deux sortes de lacunes : sur le cornet supérieur nous avons trouvé une disposition absolument semblable à du tissu érectile. Nous l'avons vu, comme sur le cornet moyen, communiquer avec les vaisseaux très développés des tissus spongieux de l'os. Sur un point du cornet inférieur, où l'épithélium est normalement pavimenteux stratifié, le tissu érectile offre les mêmes caractères que dans les régions où se trouve l'épithélium vibratil. »

En 1889, M. Remy, dans son *Manuel des travaux pratiques d'histologie*, s'exprime ainsi :

« En raison de leur vascularisation spéciale certains points de la muqueuse nécessitent une description spéciale.

Dans la muqueuse qui revêt les cornets inférieurs et particulièrement dans celle qui recouvre leur extrémité postérieure on trouve des canaux sanguins fort remarquables. Leurs parois sont formées par une couche épaisse de fibres musculaires lisses.

Les fibres cellules ont un volume beaucoup plus considérable que dans les autres vaisseaux. Elles forment un feutrage sans orientation bien définie plus dense au voisinage du revêtement épithélial, moins dense à la surface externe de telle sorte que les fibres musculaires extérieures vont se perdre dans le tissu conjonctif environnant; sur les coupes passant au voisinage d'un de ces vaisseaux on trouve des fibres musculaires isolées, ce qui pourrait faire croire à la présence d'éléments musculaires indépendants et disséminés dans l'épaisseur de la muqueuse. L'intérieur de ces canaux est revêtu d'un endothélium; ils contiennent souvent du sang.

Il est évident que ces vaisseaux ne sont pas artériels. L'irrégularité de leur tunique musculaire ne laisse aucun doute à ce sujet. On ne peut davantage les rattacher au tissu érectile dont les faisceaux musculaires sont si caractéristiques.

Ce sont des veines à parois musculaires épaisses. Elles donnent à cette muqueuse un aspect caverneux. »

Remarquons simplement ici, en passant, que l'opinion de M. Rémy corrobore pleinement les conclusions de ce travail. Lui, non plus, n'a pas retrouvé dans la muqueuse nasale les fibres musculaires libres sur lesquelles s'appuient les défenseurs de la présence du tissu érectile de la muqueuse nasale.

En 1890, **Herzfeld** reprend ce point d'histologie. Il décrit une riche couronne de fibres musculaires lisses autour des aréoles du tissu érectile. D'où il conclut à une analogie entre le tissu érectile du nez et celui des autres organes. Du reste, dit-il, cette donnée anatomique s'accorde bien avec les variations de volume qu'on peut constater à l'examen rhinoscopique.

Le tissu musculaire est surtout abondant dans les cornets inférieurs, mais il existe aussi dans toute la portion respiratoire et dans les parois veineuses et artérielles, dans la région olfactive et sur la cloison.

Il n'existe pas de véritable tissu érectile au niveau de la cloison. **Bresgen** et **Ziem** avaient pensé le contraire en se fondant sur l'observation des gonflements facilement réductibles par pression et reparaissant rapidement. Il s'agit plutôt alors de l'existence de riches plexus veineux et de glandes constatables seulement au microscope. Du reste déjà à l'œil nu la muqueuse de la cloison paraît plus molle, plus spongieuse que le tissu solide et résistant de la muqueuse des cornets. D'ailleurs Zuckerkandl a trouvé du tissu érectile vrai sur la cloison et le plancher du nez chez les herbivores.

Aschenbrault a démontré expérimentalement que la musculaire du tissu érectile du nez était sous la dépendance du ganglion sphéno-palatin qui exerce une action tantôt vaso-constrictive et tantôt vaso-dilatatrice.

Les fibres élastiques du squelette conjonctif des corps caverneux ont un rôle important dans le dégonflement de ces organes. L'érection est facile à expliquer en tenant compte de l'existence des fibres musculaires et des fibres élastiques. La théorie de **Voltolini** devient dès lors inutile, où il expliquait l'érection par la communication des vaisseaux du tissu érectile avec les vaisseaux intra-osseux toujours béants. Il faisait remarquer la porosité des cornets en opposition avec l'état lisse de la cloison osseuse. On trouve sur les cornets moyen et inférieur de nombreuses porosités qui leur donnent la structure d'os spongieux et par la méthode des injections on constate une séparation nette entre le tissu érectile et l'os. On ne voit qu'en quelques points une veine pénétrer de l'os dans le tissu conjonctif de la muqueuse.

L'année suivante enfin **M. Pilliet** reprend l'étude de la muqueuse des fosses nasales.

« Le tissu érectile, dit-il, est formé de larges cavités irrégulières dont la répartition es ttout à fait spéciale, les plus grandes sont disposées autour de la lamelle osseuse, une série de dilatations moyennes occupe une région intermédiaire entre l'os et la surface, et enfin des dilatations plus petites se trouvent au contact de la surface muqueuse. C'est cette irrégularité dans la disposition des mailles du tissu sanguin qui a fait hésiter longtemps sur sa véritable nature, les uns y voyant un plexus veineux, les autres un réseau capable seulement de turgescence, d'autres enfin un tissu érectile quoique moins régulier dans sa disposition que celui des corps caverneux par exemple. Chacun des éléments de ce tissu, c'est-à-dire chaque cavité, se présente d'ailleurs sur les coupes avec les caractères fixes attribués au tissu érectile par Ch. Robin. Ce ne sont ni des artères ni des veines, ni même des capillaires ordinaires simplement dilatés, mais un quatrième ordre de vaisseaux ayant sa physionomie spéciale.

Leur endothélium est composé de cellules plates à noyau faisant saillie dans la lumière du vaisseau, les cellules reposent sur une couche conjonctive d'abord amorphe à leur contact, puis fibrillaire et englobant alors des éléments musculaires disposés sur deux plans différents et composés uniquement de fibres lisses, dont le caractère principal est d'être formé de faisceaux épais. Les plus intenses de ces faisceaux sont longitudinaux ou sphéroïdes car il est difficile de préciser d'une façon absolue leur direction en raison des flexuosités décrites par les sinus caverneux.

Les faisceaux musculaires très volumineux dessinent des reliefs, des centres marqués faisant saillie dans la lumière du vaisseau érectile. Par l'injection, ces saillies s'effacent, et la lumière du vaisseau devient plus régulière mais en restant toujours allongée et découpant sa périphérie d'angles peu nombreux mais accentués. La couche externe des fibres lisses, est perpendiculaire à l'autre, elle est circulaire ou spiroïde, d'une épaisseur à peu près égale à la première. Les deux couches sont assez serrées pour que le tissu élastique intimement mêlé pourtant au tissu connectif ait un rôle à peu près nul dans la constitution de la tunique propre des vaisseaux érectiles. Le tissu intermédiaire est composé de tissu conjonctif adulte présentant comme il est de règle un assez grand nombre de fibres conjonctives bien développées, mais sans qu'il y ait une prédominance particulière de cet élément. On y trouve également mais en petit nombre des trousseaux de fibres musculaires lisses, dispersés çà et là, qui ont servi à étayer la conception du muscle propre des organes érectiles des cornets. Il est un point digne de remarque c'est que la muqueuse diffère absolument d'aspect au niveau des cornets et au niveau des méats. Sur les cornets, la muqueuse est tapissée surtout par un épithélium sécréteur de mucus, des lacs sanguins viennent au contact de la membrane basale, il n'existe aucune glande. Le chorion, très développé, est occupé tout entier par le tissu érectile, dont la trame conjonctive se soude fortement aux découpures de l'os, auquel le tissu adhère d'une façon intime. Au-dessus et au-dessous du cornet, la transition est tranchée et brusque.

La muqueuse est lisse, mince et collée à l'os. Elle est parsemée de glandules à cul-de-sac ramifiés, les unes en petit nombre sont remplies de cellules claires à mucus, les autres ne contiennent que des cellules opaques bourrées de granulations d'égal volume, semblables aux granulations que l'on rencontre dans les cellules des glandes à ferment; d'autres enfin, composées de cellules à mucus dans leur première partie, présentent des cellules granuleuses plus ou moins abondantes dans le pelotonnement de leur cul-de-sac. L'épithélium qui réunit cette région repose sur une membrane basale lisse et sans dépression. Le chorion est simple dans sa disposition et composé de faisceaux conjonctifs parallèles faciles à cliver.

Il existe, entre ces régions du cornet et du méat, une différence considérable et comparable à celle que l'on peut établir entre la muqueuse laryngée prise dans son ensemble, et la corde vocale inférieure, avec son épithélium pavimenteux stratifié et ses papilles. Voici quel est l'état de la muqueuse chez l'adulte.

Chez le fœtus humain examiné depuis l'âge de cinq mois jusqu'à la naissance de mois en mois, on ne trouve aucune trace de tissu érectile : il n'existe même pas de dilatations vasculaires saillantes.

Chez les fœtus de mouton, cheval, porc, rat, souris et chat, on n'en trouve pas trace également...

Les organes érectiles se développent d'une façon analogue. Chez le fœtus humain de 4 mois 1/2 il n'existe aucune dilatation vasculaire des corps caverneux (*M. Nicolas. Thèse d'agrégation, 1886*).

Il n'existe rien dans les fosses nasales qui ne soit conforme aux faits observés ailleurs. Pourtant deux détails nous montrent que la place du tissu érectile est marquée sur les cornets du fœtus et qu'il pourra se développer après la naissance en même temps que le squelette des fosses nasales s'accentue. Le premier fait c'est l'importance de cette couche de tissu connectif jeune limitée aux cornets et qui sera la motrice du futur organe vasculaire, le second c'est l'absence d'invaginations glandulaires à ce niveau. Elle se voit surtout bien chez le nouveau-né humain et chez le chat tué dans les huit jours qui suivent la naissance.

D'après la simple dissection les mammifères marins paraissent en être dépourvus et il ne semble pas que les fosses nasales contiennent des organes érectiles chez les vertébrés autres que les mammifères. »

CHAPITRE II

PHYSIOLOGIE.

Parmi les auteurs qui se sont appuyés sur les phénomènes physiologiques de la muqueuse nasale, pour y défendre la présence du tissu érectile ; nous devons d'abord citer Hack.

Hack admet qu'à la suite de l'irritation de la muqueuse de Schneider, les corps caverneux des cornets inférieurs, peuvent augmenter de volume. Il cite, entre autres, les variations brusques de température, le contact de certaines poussières, l'irritation de certains nerfs sensitifs qu'il désigne sous le nom de *nervi erigentes* et qui accompagneraient le nerf sphéno-palatin.

Après lui, **Mackensie** signale les relations intimes qui relient l'appareil reproducteur et l'appareil nasal, relations qui tiennent, dit-il, à leur analogie de substance. Il constate un engorgement du tissu caverneux des fosses nasales de la femme à chaque époque menstruelle. Il a vu des hommes avoir du coryza, de l'enchifrènement à la suite d'excès vénériens. Les écoulements purulents du nez, la perversion du sens de l'odorat, seraient des phénomènes fréquents chez les masturbateurs. Des affections nasales rebelles, des hyperhémies persistantes de la muqueuse des cornets guériraient, lorsque l'on traite une affection concomitante de l'utérus ou des ovaires.

Hering signale la pâleur de la muqueuse pituitaire survenant à la suite d'émotions morales, la peur d'une opération notamment.

M. **Arviset** s'exprime ainsi : « Il est rationnel d'admettre que le tissu érectile des cornets est fait normalement pour devenir turgide sous une influence physiologique, et pour provoquer un reflexe physiologique.

La cause accidentelle, qui amène l'augmentation de volume des corps caverneux, joue ici le rôle de l'électrode dont le physiologiste se sert pour électriser un nerf ; la cause excitante, dans ce cas, n'est pas normale, mais pourtant, on peut tirer des conclusions exactes des résultats que donne l'expérimentation dans ces conditions.

Or, quelle est la nature des excitations naturelles dont la muqueuse nasale est le siège. Ce sont des excitations olfactives, et, chose remarquable, suivant la nature du parfum excitant, le réflexe produit est différent.

C'est ainsi que les odeurs culinaires provoquent l'appétit et amènent la sécrétion des glandes salivaires et stomacales ; certaines odeurs médicamenteuses provoquent des nausées et des vomissements ; certaines odeurs fortes amènent l'éternuement et la toux.

Nous pourrions facilement multiplier les exemples; mais il est une variété de sensations olfactives sur lesquelles nous voulons attirer l'attention : nous faisons allusion à l'odeur particulière que dégagent les animaux à l'époque du rut. Or, le rut est spécialement ressenti par les bêtes sauvages : il est beaucoup moins accusé chez les animaux domestiques, surtout ceux que l'on tient enfermés.

Si nous rapprochons de ce fait les points particuliers que nous avons notés dans notre étude anatomique, à savoir que c'est chez les animaux sauvages, que le système érectile des fosses nasales est le plus développé, nous sommes en droit de nous demander, si les corps caverneux des fosses nasales ne sont pas plus spécialement destinés à devenir turgides sous l'influence de l'odeur développée par les animaux à l'époque du rut, dans le but d'amener le réflexe de l'érection.

Il est bien connu que, lorsqu'un homme est en proie au désir vénérien, lorsqu'il est près d'une femme convoitée, ses narines se dilatent et deviennent battantes, sa respiration est accélérée, bruyante, tous phénomènes qui semblent pouvoir être rapportés à une obstruction partielle des fosses nasales par la muqueuse devenue turgescente. Nous espérons que l'on nous pardonnera de nous placer sur un terrain aussi délicat, mais nous cherchons à établir le rôle d'organes dont la physiologie n'est pas faite, et nous pensons que le but poursuivi permet d'oublier ce que le sujet a de scabreux.

Si nous n'avons pu examiner directement la muqueuse olfactive des animaux en rut, nous avons interrogé quelques personnes sur les phénomènes ressentis pendant les désirs vénériens ,nés auprès d'une femme, phénomènes qui sont, chez l'homme, les seuls que l'on puisse rapprocher du rut. Plusieurs de ces personnes nous ont affirmé avoir eu de l'enchifrènement, de la gêne de la respiration nasale, dans les conditions que nous venons d'énoncer. Enfin nous avons deux fois pratiqué l'examen rhinoscopique d'individus qui venaient de pratiquer le coït, et dans les deux cas nous avons trouvé une certaine turgescence du système érectile des cornets et de la cloison.

Il semble donc démontré qu'il y a une relation intime, au point de vue physiologique, entre les organes de la reproduction et les corps caverneux des fosses nasales. Peut-être que des études plus étendues sur l'anatomie comparée de ces organes et des expériences physiologiques, donneront raison à notre hypothèse, basée sur l'examen direct d'un nombre de faits insuffisant, à savoir que, dans la série animale, les corps caverneux des fosses nasales entrent en turgescence, sous l'influence de l'excitation olfactive produite par l'odeur de la femelle, pour le mâle, et *vice versa* pour la femelle, et que cette turgescence donne lieu, par voie réflexe, à l'érection des organes génitaux. Nous le répétons, ce n'est là qu'une hypothèse. Nous avons essayé de l'asseoir sur des bases aussi solides que possible, mais nous ne disposons pas d'un nombre suffisant d'expériences, pour affirmer ce que nous avançons. Nous avons pourtant cru utile de donner cette théorie du rôle des organes érectiles des fosses nasales, car elle repose sur des faits rationnels. Nous nous réservons d'ailleurs de continuer nos recherches sur ce sujet.

Il ressort de l'étude que nous venons de faire ,la donnée suivante : il existe dans les fosses nasales un tissu capable d'augmenter de volume sous diverses influences.

La seconde partie de la définition, que nous avons donnée des organes érectiles, est donc vérifiée et nous sommes en droit d'affirmer l'existence du tissu érectile dans la muqueuse des cornets et de la cloison.

Le seul point litigieux est le suivant :

I. — Le tissu devient-il turgide sous toutes les excitations olfactives ?

II. — Le tissu devient-il turgide surtout sous des influences d'ordre génital ?

Nous nous sommes expliqué sur la seconde proposition.

Sur la première nous répondrons que nous avons vu la turgescence se produire par l'excitation directe de la muqueuse pituitaire.

Certains auteurs localisent au niveau du cornet inférieur, recouvert de tissu érectile, une zone sensitive dont l'excitation donne lieu à une toux réflexe. En même temps que cette toux se produit, le tissu érectile devient turgescent.

Toutes les causes qui congestionnent la face ont pour conséquence le gonflement des corps caverneux des fosses nasales. Nous avons fait plusieurs fois l'expérience suivante : nous avons mis un rhinoscope dans le nez d'une personne bien portante et nous l'avons priée de faire un effort. Sa face est devenue rouge, ses veines se sont gonflées, et nous avons pu voir une notable augmentation de volume des corps caverneux des cornets et de la cloison.

Sous des influences dépressives, un phénomène inverse se produit. Toutes les causes qui pâlissent l'extrémité céphalique amènent un affaissement de la muqueuse des cornets. On ne peut, dans ce cas, nier l'action du sympathique. Nous pouvons donc ajouter aux propositions déjà annoncées, la suivante : le tissu érectile de la membrane de Schneider subit des alternatives de gonflement et d'affaissement, qui sont en rapport avec les alternatives de rougeur et de pâleur de la face. Donc, dans l'effort, les corps caverneux deviennent turgides.

Les anciens auteurs considéraient la riche vascularisation de la muqueuse pituitaire comme nécessaire pour donner de l'humidité à l'air inspiré et pour élever sa température. Il est fort possible que les corps caverneux jouent un rôle dans ce sens, mais, à coup sûr, un rôle bien secondaire ; car, la présence à la surface de la membrane de Schneider, d'un riche lacis capillaire aurait suffi pour remplir cette fonction, et la présence du tissu érectile serait de peu d'utilité. La portion des vaisseaux, capable d'exhaler de la vapeur d'eau et d'échauffer un courant d'air, est celle qui est immédiatement située sous l'épithélium, et, dans ce cas, l'on ne pourrait s'expliquer l'utilité d'un amas de capillaires dont les plus considérables sont les plus profonds. Nous nous bornerons donc à dire que, si les corps caverneux donnent à l'air inspiré chaleur, et humidité, ce n'est là pour eux qu'une fonction accessoire.

De tout ce qui précède, nous pouvons donc conclure à l'existence, dans les fosses nasales, d'un véritable tissu érectile, dont la nature est démontrée par ses fonctions physiologiques. »

Dans le travail de M. Isch-Wall, publié quelque temps

après la thèse de M. Arviset, nous ne trouvons aucune preuve que nous n'ayons relevée déjà dans les auteurs précédents. Un argument, cependant, la présence d'artères hélicines lui semble de quelque importance. Nous verrons tout à l'heure avec M. Arviset qu'il n'en a point.

Tels sont les travaux divers que nous avons pu réunir sur l'étude histologique et physiologique de la muqueuse nasale, et tout particulièrement sur la présence de tissu érectile au sein de cette muqueuse. Il nous faut maintenant exposer, en nous appuyant sur les opinions de maîtres incontestés, ce que l'on doit entendre par « tissu érectile » histologiquement et physiologiquement parlant. Cet exposé des travaux antérieurs semblera peut-être un peu long ; mais il nous a paru indispensable de les réunir au début de notre thèse, avant d'exposer nos recherches personnelles sur la circulation de la muqueuse nasale.

CHAPITRE III

TISSU ÉRECTILE.

Nous n'avons pu trouver sur le tissu érectile normal d'études plus complètes et plus minutieusement écrites que celles de MM. Legros et Robin qui remontent à 1865-66. C'est donc la description de ces deux maîtres, que nous donnerons dans ce chapitre ; en lui conservant avec la plus scrupuleuse exactitude la terminologie dont ils se servaient eux-mêmes ; tissu lamineux, etc...

Les organes érectiles, nous disent-ils, présentent toujours, avec des modifications de détail plus ou moins importantes, une enveloppe et un tissu érectile proprement dit. Enveloppe plus ou moins résistante, de structure variable..., tissu érectile proprement dit formé de lacunes vasculaires entourées de trabécules plus ou moins épais..., mais toujours enveloppe et tissu propre.

Enveloppe.

Sa nature est fort variable. Tantôt, sur le gland par exemple, c'est la muqueuse épaissie et très riche en fibres élastiques ; ailleurs, sur le bulbe ou le tissu spongieux de l'urèthre, c'est une tunique formée de fibres musculaires lisses et de tissu érectile ; sur les corps caverneux enfin c'est une sorte de cylindre, constitué par des faisceaux de fibres lamineuses entrecroisées et quelques fibres élastiques. Si ces enveloppes viennent à être détruites accidentellement, le tissu érectile peut faire parfois une véritable hernie. Très mince et très faible ici, elle peut ailleurs atteindre une importance très grande, et envoyer des expansions lamineuses pénétrant dans l'épaisseur du tissu érectile proprement dit.

Tissu érectile proprement dit.

Emprisonné dans ces enveloppes, il est constitué luimême : 1° par des capillaires dilatés plus ou moins modifiés ; 2° par une trame intermusculaire.

I. *Capillaires*. — Ce sont eux qui constituent réellement l'appareil. En suivant les larges aréoles des corps caverneux de la verge, par exemple, on reconnaît qu'elles présentent d'abord la forme et les dimensions des capillaires ordinaires. Peu à peu la dilatation se prononce, pendant que les tissus interposés s'aplatissent pour former des trabécules.

Avant d'offrir des vacuoles et l'aspect spongieux qui caractérisent le tissu érectile vrai, les vaisseaux qui le forment passent successivement par des phases embryonnaires qui rappellent les organes moins parfaits.

II. *Trabécules.* — La trame intervasculaire qui sépare les capillaires modifiés dut issu érectile, présente d'assez grandes différences dans sa texture. Plus les capillaires sont dilatés, moins l'épaisseur des trabécules est grande. Tantôt il y a prédominance des éléments musculaires, comme dans les corps caverneux. Tantôt, comme dans le bulbe, le gland, ou le corps spongieux de l'urèthre, on rencontre une trame élastique puissante avec peu d'éléments contractiles.

Parfois on trouve, en plus, des éléments lamineux, dépendances de l'enveloppe dont nous parlions plus haut, e qui contribuent à limiter la turgescence du tissu érectile, tout en lui conservant sa forme. Il ne faut pas les confondre avec les éléments propres des trabécules, faisceaux de tissu élastique ou musculaire, éléments lamineux, vaisseaux et nerfs propres, vésicules adipeuses iparfois, toujours on trouve un tissu trabéculaire spécial nterposé entre les mailles des capillaires dilatés.

Vaisseaux.

I. *Artères.* — Elles offrent toutes une disposition identique. Du tronc principal partent des branches, qui cheminent dans l'épaisseur du tissu et se divisent brusquement en plusieurs ramuscules, qui se contournent en spirale et viennent s'ouvrir dans les aréoles. Quelques très fins rameaux se distribuent à la profondeur du tissu érectile lui-même et servent à sa nutrition propre. A la superficie de l'organe on ne les rencontre plus. On a voulu faire des artères hélicines une caractéristique des artères du tissu érectile, mais parfois celui-ci est alimenté par des artères qui ne présentent nullement cette disposition, de même que parfois aussi des artères nettement hélicines, celles de l'utérus, par exemple, n'aboutissent pas à du tissu érectile.

En plus, les artères de ce tissu se signalent par une épaisseur plus considérable de leurs parois et par leurs alternatives de dilatation et de resserrement.

II. *Veines*. — Elles ne se rencontrent qu'à la surface de l'organe érectile. On n'en trouve pas et on ne saurait en trouver dans les trabécules à côté des artérioles. S'il en était autrement, elles seraient aplaties et comprimées au moment de l'érection et la circulation complètement suspendue. Elles ne sont ni plus ni moins riches en fibres musculaires de la vie organique que celles des autres régions. Leur calibre est énorme et de nombreuses valvules empêchent le retour du sang. Leur diamètre à leur point d'origine est toujours beaucoup plus considérable que celui des artérioles au niveau de leur terminaison, mais elles sont moins nombreuses.

Nerfs.

Les fibres nerveuses sont très abondantes, mais ce sont des fibres de Remak exclusivement. Elles se distribuent surtout à la tunique des dernières ramifications artérielles. Quelques fibres nerveuses à myéline traversent parfois la masse du tissu, mais pour aller se distribuer à la muqueuse sous-jacente.

Développement.

Dans la période embryonnaire, on trouve toujours, quel que soit l'organe érectile que l'on examine, un réseau de capillaires anastomosés formant des mailles polygonales ou curvilignes. Elles sont plongées dans une substance amorphe parsemée de noyaux embryoplastiques et de corps fusiformes. Les espaces intervasculaires ont diminué, et, on y reconnaît, au moment de la naissance, des faisceaux de tissu lamineux. La couche musculaire des artères est déjà apparente, de sorte que l'érection est possible chez le jeune enfant et chez le jeune animal, mais elle est toujours incomplète et ne s'accompagne pas de la rigidité caractéristique. Plus tard naissent les fibres cellules des trabécules et le réseau élastique.

Physiologie.

L'érection est un phénomène qui se manifeste par l'afflux du sang dans les organes érectiles, afflux considérable qui a pour effet de les rendre turgides.

Régnier de Graaf, un des pères de la physiologie expérimentale, est un des premiers qui se soit occupé de ce phénomène. Il démontra expérimentalement que l'érection est due à un afflux de sang accumulé à une forte tension dans les mailles du tissu érectile; mais il ne chercha pas les causes de cette accumulation et de cette rétention à haute pression.

En 1865, M. Charles Legros publia une série d'expériences démontrant que la section des fibres du grand sympathique amène immédiatement l'affaissement très net du tissu érectile et s'oppose absolument à toute espèce d'érection ultérieure. Il conclut à une sorte d'antagonisme entre l'action du grand sympathique sur les dernières ramifications artérielles et son action sur les veinules. L'excitation du nerf dilaterait les artérioles en contractant les veinules. Sa section ou sa paralysie produirait un effet contraire, de telle sorte que dans l'érection il y aurait excitation du grand sympathique et contraction des veinules qui émergent des tissus érectiles.

En tout cas, la section des filets du grand sympathique qui se rendent dans les tissus érectiles empêche complètement l'érection et donne un résultat tout à fait opposé à celui qu'on observe pour les autres tissus qui sont congestionnés par une semblable opération.

M. Rouget, en 1868, arrive aux conclusions suivantes pour expliquer le phénomène de l'érection. Il faut, selon lui, pour qu'il puisse se produire, le concours simultané de trois ordres d'agents : 1° la dilatation hyperhémique des artères hélicines ; 2° la contraction des muscles trabéculaires à laquelle est due la rigidité des cloisons des corps caverneux et probablement aussi une occlusion partielle des canaux veineux à la racine des corps caverneux et dans le bulbe ; 3° une contraction spasmodique de muscles spéciaux, ischio-caverneux, bulbo-caverneux, transverse profond..., vrais cœurs périphériques favorisant l'afflux du sang.

En plus, il faut considérer aussi le rôle des nerfs centrifuges qui forment deux groupes dont l'action est distincte et opposée :

1° Les nerfs caverneux et spongieux fournis par le grand sympathique, nerfs qui portent sur leur trajet des corpuscules ganglionnaires et dont l'excitation a pour résultat la paralysie des tuniques artérielles auxquelles ils se rendent (nerfs du plexus caverneux, *nervi erigentes* d'Eckhard).

2° Les nerfs qui se rendent, sans traverser de corpuscules ganglionnaires, aux muscles des trabécules et dont l'excitation a pour effet, comme l'excitation des nerfs directs des muscles ischio-caverneux, bulbo-caverneux, transverse profond, de déterminer la contraction des muscles qu'ils animent (nerfs uréthro-péniens, plexus latéral).

Dans la *Gazette des sciences médicales de Montpellier* en 1882, M. **Lannegrace** se basant sur une étude chimique du sang contenu dans les organes en érection, reconnaît que ce phénomène est dû surtout à une dilatation active des artérioles, la circulation étant plus active et le sang plus oxygéné. Secondairement il admet un obstacle à la circulation siégeant sur les voies de retour.

DEUXIÈME PARTIE

RECHERCHES PERSONNELLES

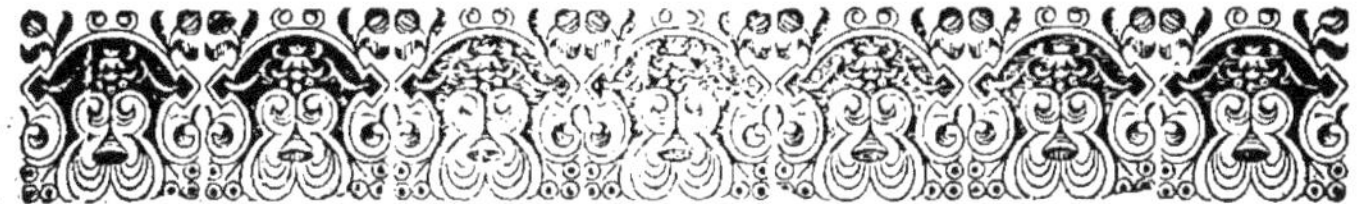

CHAPITRE I

HISTOLOGIE

Nos examens ont porté sur des pièces provenant de fœtus, d'enfants et d'adultes humains. Aussi souvent que nous l'avons pu, nous avons recueilli et étudié parallèlement chez le même individu la muqueuse des cornets et le tissu érectile de la verge ou du clitoris. Nous avons ainsi pu suivre le développement du tissu érectile vrai des organes génitaux et celui de la muqueuse nasale. A ces pièces, provenant autant que possible d'individus sains, nous avons joint une queue de cornet hypertrophiée enlevée chez un adulte.

Pour chacune de nos pièces, il nous a semblé bon d'indiquer d'abord la technique que nous avons suivie, puis de donner le résultat aussi détaillé et exact que possible de l'examen microscopique, tout en nous maintenant dans les limites restreintes que nous nous sommes imposées de n'étudier que les vaisseaux de la muqueuse des cornets.

Nous avons d'une manière générale préféré aux autres agents fixateurs l'alcool progressivement renforcé en commençant par l'alcool à 50°. Cette méthode a le grand avantage de permettre des colorations électives au picro-carmin, réactif que nous avons cru devoir adopter presque exclusivement à cause de sa fidélité et des remarquables colorations doubles qu'il donne. Certaines de nos pièces ont été coupées, après inclusion au collodion ou à la paraffine. Mais nos résultats les meilleurs ont été obtenus sur des pièces coupées au microtome de Ranvier après inclusion dans la gomme. C'est sur les pièces ainsi préparées que le picro-carmin nous a donné les plus belles colorations. Pour le montage de nos préparations, nous avons préféré la glycérine additionnée d'acide formique à 1 o/o qui fait apparaître avec le plus de netteté les structures nucléaires.

Numéro I

§ 1. Technique. — Fœtus de six mois. Fille. Pièces recueillies : cornets inférieur et moyen.

Fixation au liquide de Muller, deux jours. Décalcifiées à l'acide chlorhydrique à 1/100. Durcissement à l'alcool progressivement renforcé. Inclusion à la paraffine. Coloration au picro-carmin méthode rapide. Conservation à la glycérine formique.

§ 2 Examen microscopique. — *Cornet inférieur et paroi externe des fosses nasales.* La coupe frontale intéresse la partie postérieure des cornets. Elle passe à l'union des 3/4 antérieurs avec le 1/4 postérieur.

a — A un faible grossissement (obj. 2, oculaire 1. Dumaige), on aperçoit la muqueuse recouverte par un épithélium cylindrique. La face profonde est adhérente au périoste. Le squelette est cartilagineux quoique en certains points le travail d'ossification soit nettement accusé, les vaisseaux y sont très nombreux.

Dans la muqueuse on voit des *culs-de-sac glandulaires* occupant la partie profonde et arrivant presque au contact du squelette. Dans certains de ces culs-de-sac on voit très nettement l'épithélium clair que l'on trouve chez l'adulte. Cependant il n'existe encore aucune cavité apparente. D'autres glandes moins profondément situées présentent la même structure.

b — A un plus fort grossissement (oculaire 1, objectif 6, Dumaige), on voit dans les *artères* deux couches musculaires très nettes, particulièrement la transversale dont les fibres sont encore courtes et grosses. Elles ne sont pas aussi allongées que celles des vaisseaux adultes et ne possèdent pas de gaîne conjonctive très nette.

Dans les *veines*, on voit très nettement la surface endothéliale, les cellules étant admirablement conservées. Les fibres musculaires sont rares, et disposées sur un seul plan, formant une couche assez mince. Quand les vaisseaux sont dilatés par le sang, on se rend bien compte de cette disposition.

Numéro II

§ 1. — Technique. — Fœtus de sept mois et demi. Garçon, a vécu cinq jours.

Pièces recueillies : cornets et verge.

Fixation à la liqueur de Muller pendant deux jours. Décalcifi cation du cornet à l'acide chlorhydrique à 1/200. Inclusion à la gomme. Durcissement à l'alcool à 90o. Coloration au picrocarmin. Conservation dans la glycérine formique.

§ 2. — Examen microscopique. — Cette pièce permet de mettre en parallèle les vaisseaux de la muqueuse nasale et ceux des corps caverneux qui sont constitués par un véritable tissu érectile.

1° *Verge.* — Les coupes portent sur la partie moyenne des corps caverneux.

a — A un faible grossissement (object. 2, ocul. 1. Dumaige), la verge apparaît constituée par une enveloppe fibreuse épaisse, résistante, formée d'un tissu conjonctif très dense. Elle enveloppe tout l'organe et envoie des prolongements fibreux qui le cloisonnent pour former, d'une part une gaîne complète au canal de l'urèthre et à son tissu érectile en les séparant des corps caverneux, et, d'autre part, une cloison fibreuse médiane séparant l'un de l'autre ces derniers. Cette cloison est incomplète dans sa partie médiane.

On voit des vaisseaux artériels très nettement délimités entourés d'une gaîne conjonctive épaisse, parfaitement isolés du tissu érectile, et répartis à peu près également dans toute l'étendue des corps caverneux. Ces vaisseaux au nombre de 9 ou 10 apparaissent tous coupés transversalement. Leur direction est donc parallèle à l'axe de la verge.

b — A un plus fort grossissement (object. 4, oculaire 1. Dumaige), l'enveloppe fibreuse présente, à sa face interne, où elle est en contactav ec les corps caverneux, une couche particulièrement intéressante à étudier parce qu'elle nous montre le tissu érectile en voie de formation, tout particulièrement aux deux extrémités du diamètre qui couperait le corps caverneux parallèlement à la cloison fibreuse médiane. En ces points, le tissu qui constitue la gaîne conjonctive devient moins dense, se désagrège pour ainsi dire, les éléments cellulaires sont arrondis, d'aspect embryonnaire en même temps que la trame intercellulaire se désagrège et fixe moins énergiquement le picro-carmin. Il y a manifestement un retour à l'état embryonnaire du tissu conjonctif qui forme cette enveloppe ; en même temps on voit des cavités vasculaires du tissu erectile pénétrer dans la couche des éléments jeunes pour constituer de nouvelles cavités vasculaires revêtues d'un endothélium qui apparaît nettement sur les coupes.

c — A un plus fort grossissement encore (object. 6, ocul. 1. Dumaige), on observe avec la plus grande netteté le passage à l'état embryonnaire de la facc interne de la couche fibreuse ; le caractère également embryonnaire de la zone limitante entre le tissu érectile type constitué et l'enveloppe fibreuse, les cellules endothéliales, en voie de formation et l'apparition de fibres musculaires lisses encore ramassées, dans les trabécules interlacunaires.

Le développement du tissu érectile des corps caverneux est visible tout autour de ces organes, mais dans la zone qui sépare ceux-ci de l'enveloppe fibreuse il est surtout facile à étudier, comme nous l'avons dit, aux deux extrémités du diamètre parallèle à la cloison qui sépare les deux corps caverneux et tout particulièrement à l'extrémité la plus proche du canal de l'urèthre.

Dans le centre des corps caverneux, le tissu érectile est constitué par de grandes lacunes très irrégulières, séparées par des trabécules constituées en presque totalité par des faisceaux de fibres musculaires lisses très volumineux et orientés dans tous les sens. Ces faisceaux sont unis par du tissu conjonctif en très minime proportion par rapport à l'énorme quantité des fibres musculaires.

Dans cette pièce il nous est donc donné d'assister d'une façon très précise à la formation du tissu érectile.

2° *Cornet.* — Coupe perpendiculaire à l'axe portant sur la partie postérieure du cornet inférieur.

a — A un faible grossissement, la muqueuse est revêtue d'un épithélium cylindrique nettement séparé du chorion par une membrane basale. Par sa face profonde elle adhère à l'os du cornet en voie de formation.

Dans l'épaisseur du chorion on voit des glandes, de nombreuses veines et quelques artères accolées au squelette.

Les *glandes*, moins nombreuses au niveau du bord libre, sont en nombre considérable sur les faces. Elles apparaissent comme des amas piriformes renflés vers la profondeur, composées d'acini groupés autour d'un canal excréteur. Chaque acinus est formé d'une seule assise de cellules aussi larges que hautes, de structure difficile à définir.

Les *veines*, très nombreuses, à peu près également réparties dans toute l'épaisseur de la muqueuse, décrivent de nombreuses courbes orientées de préférence perpendiculairement à la surface libre de la muqueuse. Cette disposition hélicine est très nette en certains points de la préparation où l'on voit des vaisseaux décrire un tour circulaire presque complet. En d'autres points on voit des vaisseaux coupés perpendiculairement à leur axe changer de direction dans le champ de la préparation, s'incurver en U, et remonter verticalement en suivant une direction parallèle à leur orientation première.

Les *artères*, peu nombreuses, sont au voisinage de l'os. Elles sont presque toutes coupées perpendiculairement à leur axe, ce qui revient à dire que leur direction est le plus souvent longitudinale.

b — A un grossissement plus considérable (ocul. 1 object. 6, Dum.), l'épithélium de revêtement apparaît muni de cils vibratils.

Les *glandes*, dans leur portion acineuse ont un épithélium clair qui dans le canal excréteur est encore cubique mais plus foncé.

Les *artères* ont une paroi musculaire nettement dessinée, à contour extérieur bien délimité et constituée par des fibres cellules semblables aux cellules musculaires des artères de l'adulte. En dedans est une couche élastique. Elle apparaît admirablement festonnée, analogue à celle des artères de l'adulte, supportant la couche de revêtement endothélial qui borde la cavité vasculaire.

Les *veines* se distinguent par leur contour irrégulier. Elles apparaissent sous deux aspects différents suivant que leur cavité est dilatée ou que leurs parois, en se contractant, ont effacé la lumière du vaisseau.

Dans les veines dilatées la cavité est béante, le contour assez régulier, présentant une couche de fibres musculaires circulaires sans qu'on voie de faisceaux allant se perdre dans le tissu conjonctif voisin; à l'intérieur, tapissant les parois de la cavité, est un bel endothélium. Sur les vaisseaux contractés, la cavité a disparu et le vaisseau semble constitué par un faisceau irrégulier de fibres musculaires lisses groupées autour d'un point central qui représente la cavité. Ces fibres, disposées sans ordre au premier abord, sont cependant orientées de la façon suivante : Une *couche périphérique* dans laquelle les cellules musculaires ne sont pas tassées, on en trouve souvent d'isolées se détachant par une de leurs extrémités du vaisseau et se perdant de suite dans le tissu conjonctif ambiant. Elles ne présentent cette disposition que sur les vaisseaux contractés. La *couche profonde* ne paraît pas disposée suivant une ordonnation bien définie. Les fibres qui constituent les parois de ces vaisseaux sont complètement développées, allongées, avec un noyau enforme de bâtonnet, comme les fibres musculaires des vaisseaux de l'adulte.

Les vaisseaux décrivant de nombreuses courbures, il arrive parfois que la coupe longe tangentiellemeut un de leurs bords ; on pourrait alors croire à un muscle isolé. Mais en cherchant bien, on trouve sur les préparations favorables que ces fibres d'apparence isolée se détachent d'un vaisseau.

D'après ce qui vient d'être décrit, si l'on suit parallèlement le tissu érectile du corps caverneux et les formations vasculaires de la muqueuse nasale, on voit qu'à cette période le tissu érectile est en pleine voie de formation et se développe par bourgeonnement embryonnaire, des cavités vasculaires d'une part et de l'enveloppe fibreuse de la verge d'autre part. Au contraire, les vaisseaux de la muqueuse nasale ont déjà une structure adulte, leur développement est entièrement constitué.

NUMÉRO III

§ 1. — TECHNIQUE. — Fœtus à terme, garçon.

Pièces recueillies : Cornet, gland.

Fixation liquide de Muller, deux jours. Cornet décalcifié à l'*Hcl.* à 1/100. Durcissement à l'alcool progressivement renforcé. Inclusion au collodion. Le gland a été inclus à la gomme. Les coupes, colorées au picro-carmin sont montées dans la glycérine formique.

§ 2. — EXAMEN MICROSCOPIQUE. — 1° *Verge.* — Pièce défavorable parce que le gland ne contient que l'extrémité antérieure effilée des corps caverneux. Le tissu érectile est par conséquent peu abondant. En un point cependant on voit encore, à un grossissement moyen, le développement des corps caverneux.

2° *Cornet.* — A un faible grossissement. Epithélium presque disparu. Chorion, présente de nombreuses cavités vasculaires.

Les *artères* sont au voisinage de l'os. Leurs contours sont bien délimités et leur direction longitudinale.

Les *veines* sont dilatées et remplies de sang pour une petite partie. Elles présentent une paroi musculaire relativement mince, d'aspect assez régulier. Dans celles qui sont contractées ou simplement moins dilatées, la lumière devient irrégulière et de volume moins considérable. Leurs parois musculaires, épaissies en apparence, sont irrégulières à leur périphérie. Quelques fibres se perdent dans le tissu conjonctif voisin ; en sorte que si la coupe est perpendiculaire à ces fibres aberrantes, elles peuvent paraître indépendantes du vaisseau comme dans les coupes du numéro II.

Les *glandes*, nombreuses surtout en s'éloignant du bord libre, sont peu volumineuses et se terminent toutes à la même profondeur. L'épithélium des acini est clair et celui du canal excréteur plus foncé.

Numéro IV

§ 1. — Technique. Fœtus à terme. Garçon. Pièce recueillie : Verge.

Fixation par l'alcool à 50° pendant trois jours, puis à 75° quatre jours. Inclusion à la gomme. Coloration au picro-carmin et conservation à la glycérine formique à 1.100.

§ 2. — Examen microscopique. — La coupe passe à la partie médiane des corps caverneux.

A un faible grossissement on voit la zone de développement du tissu érectile sur le bord du corps caverneux qui avoisine le canal de l'urèthre. Elle est toujours constituée par un bourgeonnement embryonnaire issu de l'enveloppe fibreuse de la verge. Au pourtour du corps caverneux ce développement est moins actif. Au centre du corps caverneux le tissu érectile est constitué par de grandes lacunes vasculaires tapissées d'un endothélium que double en dehors une mince paroi musculaire. Ces lacunes sont séparées les unes des autres par des travées conjonctives contenant en leur milieu des faisceaux musculaires orientés en tous sens. En sorte que le tissu musculaire semble bien plutôt disposé dans les espaces intervasculaires que former une couche à chacune des cavités.

Il est à remarquer que la cloison fibreuse qui sépare les deux corps caverneux n'est pas complète. Son extrémité libre se dédouble en allant à la rencontre d'une petite invagination de la portion opposée de la couche fibreuse. Entre les deux, les deux corps caverneux communiquent sur une petite étendue.

Numéro V.

§ 1. — Technique. — Enfant de trois mois. Garçon. Pièces : Cornets. Fixation à l'alcool à 50°, durcissement à l'alcool progressivement renforcé, inclusion à la paraffine. Coloration, montagne : voir plus haut.

§ 2. — Examen microscopique. — *Cornet inférieur*, à un faible grossissement, la muqueuse apparaît telle qu'elle sera à l'état adulte avec son épithélium et ses glandes. Les *artères* ont un contour parfaitement limité, des parois formées par l'endothélium reposant sur une épaisse membrane élastique festonnée, en dehors de laquelle est une couche environ deux fois plus épaisse de fibres musculaires, circulaires. Les artères sont au voisinage de l'os; on en remarque une très volumineuse contenue dans une profonde gouttière osseuse.

Les *veines*, presque toujours contractées, ont d'épaisses parois formées par un feutrage à fibres musculaires dont les plus externes, moins denses, longitudinales, s'écarten plus ou moins du vaisseau, simulant en coupe transverse un muscle indépendant du vaisseau.

Numéro VI

§1. — Technique. — Enfant de 3 ans, garçon. Pièces recueillies : Cornets. Verge.

Fixation à l'alcool à 50°. Cornet décalcifié à *Hcl* à 1/100, inclusion au collodion, coloration au picro-glycécarmin.

Quelques coupes de verge sont colorées à l'hématoxyline de Boehmer.

Conservation à la glycérine formique.

§2. — Examen microscopique. — 1° *Cornet inférieur.* Coupe frontale portant sur la partie postérieure.

a — Faible grossissement. L'épithélium et les glandes présentent la disposition que nous avons rencontrée dans les pièces précédentes.

Les vaisseaux nombreux, également répartis, volumineux, comprennent, comme dans les cas précédents, des artères accolées à l'os, longitudinales, avec la structure des artères adultes et de nombreuses *veines* offrant une disposition remarquablement contournée sur toutes les préparations.

q— A un plus fort grossissement, ces veines apparaissent contractées avec deux couches musculaires; l'interne plus épaisse, circulaire, à peu près systématisée ; l'externe, irrégulière, longitudinale, formée de faisceaux épais qui s'écartent sur une assez grande longueur des parois vasculaires. Toutes ces fibres ont la structure adulte.

La muqueuse de la partie voisine de la paroi externe des fosses nasales apparaît moins vasculaire, avec des veines possédant des parois moins épaisses, une lumière béante, un contour mieux défini : les glandes sont également nombreuses.

2° *Verge.* — Coupe perpendiculaire à l'axe intéressant la partie médiane des corps caverneux entre la membrane fibreuse et le tissu érectile proprement dit. Zone peu marquée, en voie de développement; cette zone est difficile à voir en certains points, le tissu érectile proprement dit est formé de grandes lacunes irrégulières, comme forme et comme dimensions, tapissées d'un endothélium et d'une faible paroi musculaire à contours nettement délimités. Dans les travées qui les séparent, les faisceaux intervasculaires sont en très grand nombre.

De temps à autre on trouve une grosse artère à structure analogue à celle des artères adultes, entourée d'une épaisse gaîne conjonctive dans laquelle on trouve d'autres vaisseaux moins importants.

Numéro VII

§ 1. — Technique. — Enfant de 11 ans (fille).

Pièces recueillies : clitoris, cornets.

Fixation à l'alcool à 50°, décalcification du cornet dans l'acide chlorhydrique faible à 1/200, inclusion au collodion. Coloration au picro-carmin, conservation à la glycérine formique.

§ 2. — Examen microscopique. — 1° *Cornet.* — Coupes frontales passant à l'union des 2/3 antérieurs avec le 1/3 postérieur.

Epithélium et glandes, même disposition que précédemment.

Vaisseaux, artères, peu nombreuses, accolées au périoste, ont une structure adulte. *Veines*, plus volumineuses en se rapprochant de la profondeur. En coupe transversale, elles apparaissent comme des lacunes irrégulières entourées d'une paroi musculaire très épaisse présentant la disposition que nous avons déjà plusieurs fois décrite, c'est-à-dire des fibres circulaires abondantes, doublées en dehors par des faisceaux longitudinaux dissociés, quelquefois détachés du vaisseau sur une longueur plus ou moins considérable.

2° *Clitoris.* — Sous la muqueuse dermo-papillaire à papilles très développées on remarque une trame fibreuse contenant des vaisseaux beaucoup moins nombreux que dans la verge, se présentant sous forme de lacunes irrégulières avec de minces parois musculaires régulières, tapissées intérieurement par un épithélium ; dans les travées fibreuses épaisses qui circonscrivent ces vaisseaux, on trouve de place en place, très éloignés des vaisseaux, des faisceaux de fibres lisses qu'il est bien difficile de rapporter à une paroi vasculaire.

Dans les coupes les plus inférieures comprenant le tissu érectile de la grande lèvre, on trouve la même disposition avec, en plus, les muscles striés de la grande lèvre.

Numéro VIII

§ 1. — Technique. — Femme, 28 ans.

Pièces recueillies : cornets.

Fixation. Liqueur Muller deux jours.

Décalcification *Hcl* à 1/100.

Durcissement à l'alcool progressivement renforcé après inclusion à la gomme.

Les coupes faites à la main sont colorées au picro-carmin et conservées dans la glycérine formique à 1/100.

§ 2. — Examen microscopique. — Les coupes frontales intéressent la partie postérieure du cornet inférieur.

a — A un faible grossissement on voit la muqueuse privée presque entièrement de son épithélium, remarquablement épaissie, sillonnée de nombreuses lacunes vasculaires de forme et de dimension très irrégulières, les plus considérables sont dans la profondeur ; elles diminuent de volume en se rapprochant de l'épithélium, et au voisinage de celui-ci, s'aplatissent parallèlement à la surface libre. Les *artères* au voisinage de l'os sont peu nombreuses, mais d'un volume remarquable ; elles sont formées d'une membrane élastique bien nette, entourée de fibres musculaires formant une couche épaisse et plus irrégulière que dans les numéros précédents, la lumière dilatée, béante, est considérable.

Les glandes sont en quelque sorte dissociées par les vaisseaux, les acini sont épars dans les travées conjonctives séparant les vaisseaux, la structure des glandes est peu appréciable.

b — A un fort grossissement, les veines apparaissent avec une paroi assez mince et régulière, on voit peu de fibres musculaires se détachant de la paroi vasculaire. Les travées séparant ces lacunes sont de nature conjonctive, sans fibres musculaires ; dans leur épaisseur, c'est à peine si de temps en temps on remarque au voisinage d'une veine coupée en travers quelques fibres lisses un peu éloignées du vaisseau, et que des coupes longitudinales nous montrent appartenir à la paroi.

Numéro IX

§ 1. — Technique. — Homme, 59 ans.

Pièces recueillies. Cornets. Fixation, liqueur de Muller, deux jours, décalcifiés à Hcl à 1/100.

Inclusion à la gomme durcie à l'alcool. Coupes à la main colorées au picro carmin, conservées dans la glycérine formique à 1/100.

§ 2. — Examen microscopique. — *Cornet inférieur*, partie postérieure.

a — A un faible grossissement on voit la muqueuse revêtue de son épithélium parfaitement conservé en tous les points. Au-dessous, le chorion, épais, est dans quelques préparations nettement divisé en deux zones : la plus superficielle contenant de nombreuses glandes volumineuses séparées par du tissu conjonctif contenant quelques vaisseaux peu importants : la zone profonde est criblée de grandes lacunes vasculaires irrégulières, mais toutes allongées parallèlement à la surface libre. Au-dessous la muqueuse adhère au périoste. Le squelette est composé d'un os. creusé de grandes lacunes vasculaires à parois bordées d'une mince lamelle osseuse.

b — A un grossissement plus considérable on distingue parfaitement la structure de l'endothélium de revêtement avec ses cils vibratiles. Les glandes sont revêtues d'une couche de cellules cubiques, claires, petites, laissant au milieu de l'acinus une lumière volumineuse. Ces cellules possèdent un noyau réfugié vers la profondeur, le plus souvent difficile à voir. Les acini sont entourés d'un riche réseau capillaire.

Les lacunes vasculaires ont une paroi musculaire un peu plus épaisse que dans le cas précédent. Cette paroi est formée : en dedans par une mince couche circulaire bien systématisée, en dehors par des fibres longitudinales irrégulièrement disposées en faisceaux sur la périphérie du vaisseau ; le plus souvent quelques fibres conjonctives s'interposent entre elles et la paroi vasculaire dont elles s'écartent un peu sur une certaine étendue.

Numéro X

§ 1. — Technique. — Homme de 25 ans.

Pièce recueillie. Queue du cornet inférieur enlevée à l'anse froide pour hypertrophie notable.

Fixation à l'alcool à 50°, inclusion à la gomme, durcissement à l'alcool, Coupes à la main colorées au picro-carmin, montées dans la glycérine formique.

§ 2. — Examen microscopique. — a — A un faible grossissement les coupes présentent un épithélium parfaitement conservé ; au-dessous, le chorion, en pleine dégénérescence myxomateuse et très épais, est rempli de gros vaisseaux se présentant sous deux aspects : les uns, dilatés, ont une lumière plus ou moins régulièrement arrondie et des parois assez nettement délimitées ; ils sont remplis exactement de sang sans aucun interstice entre le caillot et la paroi, d'autres incomplètement dilatés ont une lumière irrégulière contenant une grande quantité de globules ; les parois sont à contours moins nets et paraissent épaissies.

b — A un grossissement plus considérable les vaisseaux, distendus, ont une couche musculaire mince à fibres circures, doublés de place en place par des fibres longitudinales. Les vaisseaux incomplètement distendus ou contractés ont des parois formées par un feutrage de fibres musculaires. On y retrouve les deux couches mais moins bien systématisées.

Numéro XI

Embryon de 12 centimètres de longueur.

(Pièce provenant de la collection de M. C. Remy qui a bien voulu nous la communiquer.

a. — A un faible grossissement (ocul. 2, obj. 3, de Reichert), les corps caverneux sont entourés d'un tissu conjonctif où l'on remarque encore de nombreuses cellules embryonnaires. Ils sont séparés l'un de l'autre par un tractus de même nature encore incomplètement développé. Leur section sur une coupe perpendiculaire à leur grand axe présente une forme ovoïde.

La masse du tissu qui les constitue est formée par des éléments jeunes, presque tous arrondis ou ovoïdes. Cette masse est sillonnée de capillaires sanguins de petit diamètre.

b. — A un fort grossissement (ocul. 2, obj. 6, de Reichert), le tissu qui constitue les corps caverneux est constitué en majeure partie d'éléments embryonnaires. On aperçoit au milieu d'eux de nombreuses fibres musculaires lisses en voie de développement sous la forme d'éléments cellulaires fusiformes atténués à leurs deux extrémités et renfermant un noyau qui dans certaines d'entre elles affectent déjà la forme en bâtonnet. Les capillaires sanguins sont anastomosés sans ordre. Leur diamètre est petit, ne rappelant encore en aucune façon les grandes dilatations vasculaires du tissu érectile adulte Dans leur cavité on voit des globules rouges du sang. Leur paroi est formée par des cellules endothéliales disposées sur un seul plan. Il n'apparaît pas autour de cette paroi endothéliale de couche musculaire enveloppante. A la périphérie des corps caverneux on voit la gaîne fibreuse enveloppante former une zône de tissu relativement avancé dans son développement. Ce tissu devient sensiblement embryonnaire par sa face interne pour se continuer avec le tissu qui forme les corps caverneux.

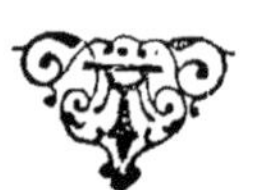

CHAPITRE II

PHYSIOLOGIE

Reprenons maintenant les raisons invoquées pour défendre l'existence du tissu érectile des fosses nasales par les divers phénomènes physiologiques qu'elles présentent.

1° Et d'abord « *la prétendue érection de ce tissu au moment des règles* » n'a pas droit à ce nom. C'est une simple turgescence, une congestion des vaisseaux du nez analogue à celle qui se manifeste dans beaucoup d'autres organes à cette époque. Nous avons même recueilli une observation intéressante qui vient à l'appui de notre dire.

Mlle Alice R..., âgée de 13 ans, éprouvait une congestion de la muqueuse nasale le lendemain du dernier jour de ses règles. Cette congestion durait deux à trois jours. En même temps qu'elle respirait plus difficilement, cette jeune fille s'apercevait, et son entourage nous l'a très nettement confirmé, que le nez tout entier devenait plus volumineux. Née de parents rhumatisants, elle avait elle-même les mains habituellement violacées et les veinosités de la face et des ailes du nez très sensiblement accusées, indices d'un mauvais état de la circulation qui facilitait ce phénomène assez particulier.

La peau du nez, nettement congestionnée dans cette observation, ne contient pas de tissu érectile ; à quoi bon alors en invoquer la présence dans la pituitaire pour expliquer le gonflement identique observé parallèlement dans cette muqueuse.

2° « *Les émotions morales, la peur d'une opération par exemple, amènent la rétraction subite de la muqueuse nasale congestionnée, de même que la simple introduction du spéculum* ». Nous avons nous-même vérifié maintes fois ce phénomène ; mais n'avons jamais pensé pour l'expliquer à invoquer, dans la pituitaire, l'existence de tissu érectile. La rougeur de la face brusquement survenue à la suite d'une émotion disparaît de façon identique. L'érythème pudique, la subite pâleur de tout le corps à la suite d'une commotion morale vive sont-ils phénomènes de tissu érectile ? Cette brusque décongestion de la muqueuse nasale est-elle plus marquée que celle du visage ? Il serait téméraire de l'affirmer. Quand bien même cela serait, l'explication n'en est-elle pas tout simplement dans la constitution anatomique de cette muqueuse. Nous l'avons vue au chapitre précédent très riche en lacis veineux non entourés d'enveloppes conjonctives. Elle se défend mal par conséquent contre un afflux veineux considérable et se laisse par suite distendre avec la plus grande facilité. Là, comme au visage, comme aux épaules et à la poitrine, ce sont simples phénomènes vaso-moteurs pour l'explication desquels il n'est pas besoin d'invoquer un mécanisme spécial.

3° « *Les artères qui amènent le sang à la pituitaire sont hélicines, donc ce tissu est du tissu érectile.* » — M. Arviset, défenseur lui-même de la nature érectile de la muqueuse nasale et M. Legros, bien avant lui encore, dans sa thèse de doctorat, avait fait remarquer que ce n'est pas une preuve suffisante et qu'elle n'a aucune valeur puisque beaucoup d'autres organes et tissus nullement érectiles, tel l'utérus, par exemple, sont nourris par des artères hélicines; de même que des tissus érectiles vrais reçoivent leur sang d'artères non hélicines.

4° « *L'érection de la pituitaire va au devant des particules odorantes qui pénètrent dans les narines et augmentent ainsi l'acuité de l'odorat* ». — Ce n'est là d'abord qu'une hypothèse purement gratuite. Rien ne prouve que plus la muqueuse est, nous dirons turgescente, plus l'odorat est subtil et fin. En plus, cette prétendue érection ne peut même pas, anatomiquement parlant, être destinée à augmenter la sensibilité de la muqueuse pituitaire, attendu que sa portion véritablement olfactive est justement celle qui d'après les auteurs ne contient pas de tissu érectile. Enfin, quand bien même cela serait, nous n'aurions pas encore affaire à une érection vraie. En effet, quel est le propre d'un tissu érectile en fonction, c'est la dureté ; or, la pituitaire même fortement congestionnée n'est jamais dure. Nous l'avons expérimenté maintes fois. On la peut très aisément mobiliser avec un stylet.

5° « *Les symptômes observés au moment du désir vénérien, le battement des ailes du nez, la respiration précipitée?* » Nous ne voulons entrer dans aucun détail sur ce sujet délicat. Qu'il nous soit permis simplement de faire observer que dans ce cas particulier, tous les sens, à l'instar de l'odorat, sont également surexcités. Ce n'est point une surexcitation limitée seulement à la muqueuse pituitaire et aux organes génitaux. En plus, la première n'amène pas irrémédiablement la seconde. Il y a parfois coïncidence de simultanéité, plus souvent de succession, mais jamais rapport direct et constant entre ces deux phénomènes, ce qui devrait être pour que cet argument pût avoir quelque valeur.

D'ailleurs, ce gonflement subit, cette obstruction du nez, nous l'observons également quand nous passons d'un endroit froid dans une pièce chaude et humide. De plus, il ne se limite pas toujours à la muqueuse des cornets. Nous avons l'observation d'un sujet qui nous disait constater très nettement de l'obstruction de ses trompes quand il y avait quelques instants qu'il était dans une pièce chaude. Il était obligé de se moucher fortement pour la faire disparaître, en insufflant ainsi de l'air dans ses caisses. Y avait-il érection dans ce cas ? Il serait inutile et fastidieux de multiplier des exemples analogues dont nous avons les observations. Dans le simple décubitus dorsal le nez ne se congestionne-t-il pas ? L'obstruction très marquée au réveil disparaît rapidement dès que le sujet reprend la station verticale. Encore un exemple : l'observation d'un homme, bien portant d'ailleurs, et qui avai une obstruction nasale presque complète lorsqu'il se couchait. Il nous a dit avoir observé très nettement qu'elle se manifestait dans la narine droite lorsqu'il se couchait du côté droit et dans la narine, gauche s'il se couchait à gauche. Venait-il à changer de côté, l'obstruction également changeait de narine, en l'espace de quelques minutes. De plus, cette congestion durait toute la nuit et ne cessait jamais avant que le malade eût repris la station verticale.

6° « *Les relations intimes qui relient les affections de la muqueuse nasale à celles des organes génitaux* ...» Ces relations, signalées surtout par Mackensie, ne nous semblent pas de grande importance. Nous connaissons suffisamment les rapports intimes et variés qui unissent les organes génitaux, l'utérus particulièrement, avec les autres systèmes de l'économie. Ne semble-t-il pas logique de faire rentrer celles observées par Mackensie dans le cadre général. Elles ne démontrent pas une relation plus étroite entre les organes génitaux et la muqueuse nasale qu'entre ceux-là et l'estomac par exemple.

Toutes ces raisons physiologiques, en somme, ne reposent pas, nous le voyons, sur des données précises et importantes, aussi, fort de l'appui capital que nous a donné l'étude histologique de la muqueuse nasale, sommes nous en droit de lui refuser le nom de tissu érectile vrai.

CONCLUSIONS

I. — Les parois vasculaires qui sillonnent la muqueuse nasale et surtout celle des cornets *ressemblent de tous points à celles de veines très musculaires.*

II. — La muqueuse nasale, sillonnée par ces veines, ne *saurait être assimilée à du tissu érectile vrai :*

1° *Histologiquement.*

A. — On n'y rencontre pas de faisceaux musculaires interposés entre les cavités vasculaires et occupant les trabécules, faisceaux complètement indépendants des parois des cavités dans le tissu érectile (*Il en est qui semblent indépendants au premier abord, cette apparence résulte d'une orientation particulière de la coupe.*)

B. — Le mode de développement de cette muqueuse ne ressemble en rien à celui du tissu érectile.

C. — Son développement est plus avancé que celui du tissu érectile étudié sur le même individu.

D. — On n'y trouve pas le fourreau fibreux qui renferme tout tissu érectile et permet sa rigidité, fourreau si remarquable par sa résistance.

(Les vaisseaux qu'on y a décrits comme artères hélicines se distinguent des vaisseaux artériels par l'absence complète d'une couche élastique interne. Quand on les examine à l'état de dilatation la confusion n'est pas possible).

2° *Physiologiquement.*

Il n'y a pas *d'érection véritable dans la muqueuse nasale.*

Ce qu'on a décrit comme une érection n'est qu'une *parésie vasculaire accompagnée de stase sanguine et de turgescence, sans rigidité*, pouvant avoir une durée indéterminée et se montrer tout à fait en dehors de l'orgasme vénérien.

III. — Au cours de ce travail nous avons montré *le développement du tissu érectile* qui se fait aux dépens d'un tissu embryonnaire que l'on voit se continuer insensiblement avec l'enveloppe fibreuse de la face interne de la verge.

BIBLIOGRAPHIE

Traités d'anatomie et d'histologie.

A

ALLEN. — The anatomy of the nasal chamber in Tr. ann. laryng., 1888 et N. Y. m. J., 1889.

ARNAL. — Mémoire sur quelques points de physiologie et de pathologie de la pituitaire. J. hebd. de méd., 1830.

ARVISET. — Contribution à l'étude du tissu érectile des fosses nasales. Thèse de Lyon, 1887.

B

BARBIER. — Thèse de Lyon, 1889.

BARRETT. — Revue de rhinologie et laryng., 1894.

BAWDEN. — The nase and Jacobson organe, 1894.

BÉRARD. — Remarks on a case of transformations of erectile tissue. Bul. société anatom., 1840. Nez et fosses nasales, 1840.

BEWERLEY. — A pratical treatase an nasal cat. Ann. Journ, 1871. Pratical treatase on nas. catar. in N. Y,, 1880.

BIGELOW. — Turbinated corpora cavernasa. Bast. m. a. s. J. 1875.

BILLROTH. — Ouvrage de Stœrk, 1881.

BOSWORTH. — Manual of dis. of the throat and nase. N. Y., 1881 Grawths in the nas. pas. Tr. N. Y. Acad. M., 1886. The threl tonsils. Tr. N. Y. 1886. Physiology of the nase. Med News. Philad., 1888. Transact. int. med. comp. London, 1881.

BOSSOLINO. — Contributo allo studio dei tessuti mucasi, 1893 in arch. p. l. s. c. méd.

BOVIER-LAPIERRE. — De la vascularité de l'épithélium olfactif. Société de biol. Paris, 1888.

BRAUN. — Ueber vibrationen der schleimhaut der nase des nosenrachenraums und des Rachens, Wien. m. Bl, 1890.

— Die endigung der olfactomis basehm in Jacobson schen organe des schafes. Arch. f. mikr. anal. Bonne 1892..

BRESGEN FASANO. — Traité des malad. du nez, 1888.

BROWNE. — Mal. du lar., phar. et f. nas., 1891.

C

CADIAT. — Développ. de l'app. olfactif.

CARTAZ. — France médicale, 1892.

CHABORY. — Th. Paris, 1892.

CHATELLIER. — Annales des maladies de l'oreille, 1886.

— « « 186.

— Société de Biologie (janvier 1888.

— Annales des maladies de l'oreille, 1887.

CHATIN (J.). — Recherches histologiques sur la limitante olfactive des mammifères. Bul. soc. philom. Paris, 1869-7-s. III, 24-27.

— Contribution à l'étude histologique des fosses nasales

chez les palmipèdes et les échassiers.
Bul. soc. phys. Paris, 1884-5-7-s. 128-30.

CHOLEWA. — Hypertroph. extr. post. des cornets. Zeit. für Ohrenheilt, 1885.

COTT. — V. Hypert. Klinitis med. Press. Bull. Marz, 1888.

COURTADE. — Maladies de l'oreille, p. 303.

CORTESE. — Considerazioni anatomo-fisiologiche sulle ghiandole sanguine e sui tessati erethli e cavernosi.
— Gior. d. r. Accad. di. med. di. dorino, 1871. 3. s. X 290-296.

CSOKOR. — Die Nebenhohlen der menschlichen nase in ihrer Bedentung fur den mechanismus des Riechens.
— Litz. f. anat. und. Enhr.
Leipsig. 1876-77-11, 1-28-2 pl.

CLARKE (J). — Ueber den Bau des bulbus olfactorius und der geruchsschleimhant; nach dem englischen Manuscripte in Deutsche ubersetzt von H. Kolliker. Ztg. f. wiss. Zool. XI

CISOF. — Région olfactive. Hayem T. V. p. 10.

CLELAUD. — The lancet, 1888.

COZZOLINO. — Catarrhe pharyngo-nasal arthritique. Bullet. delle maladie dell' Grecchio, n° 4. Anno IV, 1886.

CORNIL ET RANVIER. — Manuel d'Histologie pathologique, 1884.

D

DELAVAN. — On some points in the anatomy of the nasal fossœ. N. Y. m. J. 1880, XXII 375-81.

DITTMAN. — Questions de tela erectili 4°. Leps., 1835.

DOLBEAU. — Disposition anatomique des organes érectiles de la femme. Soc. anat. de Paris, 1855, XXX, 439.

DURHAVA. — Diseases of the nase. London, 1870.

DURET ET LAVRAND. — Sociétés des sciences médicales de Lille (1887-1888).

DUNDAS-GRANT. — Revue de rhinologie, 1893.

— Maladies de l'oreille. Sept, 1894.

DUVERNEY. — Œuvres anatomiques, 1761. T-I, p. 222.

DUSSANET. — Th. Paris, 1887.

MATHIAS DUVAL. — Cours de Physiologie. Paris, 1892.

E

ERCOLANI. — Dei tessuti e degli organi erettile J. de l'anat. Par 1869, VI, 364-89.

— T d. in Riv. clin. d. Bolog. 1869, VIII, III-22.

— Mem. Ac. sc. d. Ist. d. Bolog, 1868, 25. VIII 281-362. 10 pl.

— Rend. Ac. d. sc. d. Ist. d. Bolog. 1868-69-11-28.

EXNER. — Muqueuse olfactive, 1872.

F

FRANKEL. — Gefuer durschmitt zur anatomic der Nasenhohle. Berl. Hirschwald, 1890, 148 p., 6 pl.

FRANÇOIS FRANK. — Contrib. à l'étude de l'innervation vaso-dilatatrice de la muqueuse nasale. Arch. de phys. path. et norm. Paris, 1884, 5 s. I, 691-701.

FLATAU. — Ueber den Zusammenhang der nasalen lymphbohnen mit dem sub arachnoide alrum. Deut. m. Wch., 1890, XVI, 972.

FERRÉ. — Les membranes muqueuses. Paris Asselin, 1886.

FINDLAY. — A research into the histological structure of the olfactory oyan. J. anat. et physiol., London, 1893-94

XXXIII, 387-400. 1 pl.

FICANO. — Contribut. allo studio del rapporto che esiste tra organi genitali ed olfatto. Gaz. d. osp. mil., 1889, X, 170.

FREUDENTHAL. — Rhumatisme du nez, du pharynx et du larynx. Comm. à l'acad. de méd. de New-York, Méd. Record, 1895.

VON FREY. — Ueber die Enischalsung der Schwellkorper in das Gefœssystem., Arch. fur. anat. und. Enter. Leipzig, 1880.

— Traité d'Histologie.

FONTANILLE. — Th. Bordeaux, 1865.

G

GARIGOU-DESARENES. — Catarrhe chronique des fosses nasales Delahaye et Lecrosnier, 1888.

GOTTFRIED-SCHEF. — Krank der nas, 1886.

GOURJON. — Contribution à l'étude des rhin. chroniques simples et de rhinites diatésiques. Ann. des mal. de l'oreille et larynx, 1881.

GAREL. — Ann. des mal. de l'oreille, 1893, p. 958.

GONGORA L. — Contribution à l'étude des hypérémies du tissu caverneux des cornets nas. inf. Mémoire lu à la 2e série de la session de la soc. exp. lar. otol. et Rhin., t. I, p. 85.

H

HACK. — Ueber eine operative Radicalhe handlung bestimmte. Formen non Migrane asthma, Henfieber. Wiesbaden, 1884.

HARTMAN. — Atlas der normalem und pathol. anatomie du

Nase. Berl. Homfeld, 1891.

HERZFELD. — Beitrage zur Anatomie des Schwell Korpers **der** Nasenschleimhant. Arch. fur mikr. anat., **1889-90. 34** 197-207.

HERZKA. — Ueber die physiologie der Schwellorgane Nord. Monat. fur. Nat. u. Herlk. 1851. II-III. 350-359.

HENLE. — Harndbuch des systematischen Anatomie des Menschens Bd. II. — Braunschweig, 1866.

HESSE. — Hayem 6e ann, T. XI.

HILL. — Revue de rhinologie et laryngologie. Mai 1895.

HOCHSTETTER. — Ueber die bildung der innerem nasen gange oder primitiven Choanen Ges. d'anat. Ges Iéna. 1891. V. 145-151.

id. 1892-VI. 181-83.

HOYER. — De tunicœ mucosœ narium structura, 1857. Berolini.

HOFMAN. — Ueber nasenpolypen. Monatschr. f. ohrent. 1885.

HOLM. — The development of the olfactory organs in the Theleostei. Morph. Jahr. Leipzig. 1894, XXI, 620-24.

HERING. — Ann. des malad. de l'oreille, 1886.

I

ISCH WALL. — Progrès médical, 1887. T. II.

J

JUSTI. — Des productions adénoïdes des fosses nasales. In Sammlung Klinik Vortrage. N° 125.

K

KAUFMANN. — Ueber die bedentung der Riech, und Epithelial zellen der regio olfactoria Med. Jahr. Wien. 1886, n. F. I. 79-96.

JOAL. — So. Franc. d'otol, avril 1888.

KEY et RETZIUS. — Studien in der Anatomie des Nervensystems und des Bindegevebes, Stockolm, 1875.

KIESSELBACH. — Ueber nasenbluten. Berlin. Klinik. Woch., no 49, 1883.

KLEIN. — Contributions to the minute anatomy of the nasal mucous membrane Mic. Sc. London, 1881 n s. XXI, 98-113.

KOLLIKER et KOHLRAUSCH. — Muller's Archiv., 1853, p. 449.

L

LABOULBÈNE. — Du Nœvus en général et sur une modification non décrite observée sur un nœvus de la paupière supérieure. Th. Paris, 1854.

LACLUIRE. — Du tissu érectile. Appareils érectiles chez la femme. Paris, 1856. In-4°.

LANNEGRACE. — Mécanisme de l'érection. Gaz. Hebd. d. Sc. Méd. de Montpellier, 1882-IV-243-246.

LECOINTRE. — Th. Paris, 1895.

LEFFERTS. — Medical News, 1884. Encyclopédie int. de chirurgie.

LEGROS. — Des tissus érectiles et de leur physiologie. Th. Paris, 1866.

— Quelques expériences sur la physiologie des tissus érectiles. C. R. Soc. Biol. Paris, 1865. 4. s. II. 183-85.

— Mémoire sur l'anatomie et la physiologie du tissu érectile dans les organes génitaux des mammifères des oiseaux et de quelques autres vertèbrés. J. de l'anat. Paris, 1868. V. 1-27.

LENHOSSEK. — Die Nervenursprunge und endigungen im Jacobson'schen organe des kaninchens. Anat. Am. Iena. 1892. 628-35.

LICHWITZ. — Maladies de l'oreille. Nov. 1893.

LUSCHKA. — Das Epithelium der Riechschleimhaut des menschens, 1877.

M

MOREL-MACKENSIE. — Historical notes on the discovery of the nasal érectile tissu. Bost. Med. et S. J., 1885, C XII.

— A Manuel of diseases of the throaland nase. New. York, 1881. Annales des maladies de l'oreille, 1883.

MOREL-MACKENSIE. — Med. News., 1884. Americ. Journal. of Med. Scienc., 1883. Med. Nows. 1884. Americ. Journal of Med. Scienc., 1884.

MARTIN. — Note on the structure of the olfactory mucons membrane. J. Anat. And. Physiol. London, 1873.

MERKEL. — Jacobson'schens organ. und papilla palatina beim Menschen. Anat. Hefte. Wierl. 1891. 2. 1. 213-32.

MICHEL. — Traité des maladies des fosses nasales.

— Note sur certaines transformatious du tissu érectile et caverneux. Gaz. Méd. Sharb. 1860. XX. 39-43.

MOURE. — Manuel pratique des maladies des fosses nasales.

MOLDENHAUER. — Maladies des fosses nasales. Traduct. Potiquet, 1888.

MIOT et BARATOUX. — Fosses nasales, 1888.

MOTTA MAÏA. — Société de Biologie, 1876.

MAC-COY. — Medical News., 1883.

MULLER (J.). Ueber die organischen Nerven der erectilen mannlichen Geschlecth tr organe des meschen und der Jungethiere. Berlin, 1836.

N

Naquet. — Myxomes du nez, 3e réunion des otol. et laryng. Belges, Liège, juin 1892.

Notier. — Pathogénie et traitement de la fièvre des foins. Doin. Paris, 1889.

Neumann. — Archives de Wirchow. L. XXI, p. 280.

Nicolas. — Th. agrégation, 1886.

Robin. — Observations sur la constitution du tissu érectile. C. R. Soc. Biol., Paris 1864, 4. s. 77-94, et in. Gaz. Méd. de Paris, 1865, 3 s. XX, 167-181.

O

Olivier. — Sur les fosses nasales et les sinus de la face. Paris, 1869.

Orth. — Anatomie pathologique, 1885.

P

Panas. — Recherches sur l'anatomie des fosses nasales. Paris, 1860.

Preswell-Baber. — A guide of examination of the nase. London, 1886.

Paulsen. — Archives d'histologie. Bd. XXVI. Internat. Centralblatt fur larynx, 1886.

Percy et Laurent. — Nez. In Dict. sc. medic., XXXVI, 74-98. Paris, 1819.

Petrequin. — Ann. Soc. d. sc. anat. de Bruges, 1840-1841. 11. 101. 120.

PILLET. — Tissu érectile des fosses nasales. Bullet. Soc. Anat., mars 1891.

POELCHEN. — Zur anatomie des Nasenrachenraumes. Arch. für Anat. Pathol. Berl. 1890, c. XIX. 118-126, 1 pl.

POINSOT. — Nez et fosses nasales, in dict. de méd. et chirurgie, 1877.

POUCHET ET TOURNEUX. — Précis d'histologie humaine, 1878.

PAULET ET SARASIN. — Traité d'Anat. Topog. Paris, 1867-1870.

A. PICK. — Rhinites atroph. et hypertrophiques. New-York Med. journ., 1894.

R

RAMBAUD. — Anatomie et physiologie du tissu érectile. Paris Anclin, 1860.

RANVIER. — Traité technique d'histologie, p. 511.

CH. REMY. — Manuel des travaux pratiques d'histologie, 1889.

— Membrane muqueuse des fosses nasales. Th. agrégation, Paris, 1878.

RENAUT. — Archiv. de physiol., 1878.

RISLEY. — 21• Congrès d'otol. américain. Med. Record. Juille 1888.

ROE.— Fièvre des foins et fosses nasales. Med. Record, août 1868.

ROUGET. — Des mouvements érectiles. Arch. de Physiol. norm. et pathol., Paris, 1868, I, 671-687.

— Recherches sur les organes érectiles de la femme. Journal de Physiologie, 1858, t. I.

RUAULT. — Arch. de laryngol., t. II.

RUPPERT. — De tunica pituitaria. Veterv. Pragæ, 1754.

WILHEM ROTH. — Centralblatt für die gesan, Therapie. Nos X-XI, 1887.

S

Salis Cohen. — Diseases of the nase., 1881.

Sajous. — Diseases of the nase and thoat.

Sappey. — Recherches sur les glandes de la pituitaire. Gaz. Méd. Paris., 1852. 3 s. VIII, 543.

— C. R. Soc. Biol., 1863.

Schaffer. — Chirurgie. Erf., 1885.

Schalde. — Asthme spasmodique et rhinite hypertrophique. Med. Record., 1888.

Seeberg. — Disquisitiones microscopicœ de textura membranœ pituitariœ nasi. Dissert. inaug. Dorpati., 1856.

Seiler. — Handbook of the diagn., 1882. Philadelphia Medical-Times, 1882. De la rhinite chronique comme cause d'acnée de la face. Philadelphie med. soc., 1887. Saint-Louis Revue. 1887.

Schneider. — Dissertationes Anatomicœ. Vonbergæ, Lil. II. cap. 20.

Sidky. — Recherches anat. microsc. de la muqueuse olfactive. Th. Paris, 1877.

Sluiter. — Das Jacobsonschen organ von crocodelus porosus. Anat. Ann. Iena. 1892. VII. 540-45.

Spillmann. — Nez. Anatomie. Pathologie. Dict. Encycl. Sc. Med 1878-XIII. 1 194.

Suchanne (K). — Beitrage zur mikroskopischen. Anatomie der menschlichen nasenhohle speziell der Riechschleimhaut Zts. f. ohr. Wiesb. 1893. XXIV. 93-102. Beitrage zur normalen and pathologischen. Histologie der Nasenschleimhaut. Anat. Anz. Iena. 1892. III. 55-59. Contribution to the microscopic anatomy of the human nasal cavities particularly of the olfactory mucous membranœ. Arch. otol. N. York. 1893-XXII. 384-94.

SCWAGER. — Angiome caverneux de la cloison nasale. Archiv. f. laryng. und. Rhin. I. p. 10. 1893.

SYMINGTON. — On the organ of Jacobson in the Kangurvo and rock Wallaby J. Anat. et Physiol. London, 1891, XXVI 371-74, 1 pl.

T

TERRILLON. — Leçons cliniques, 1885, Progrès médical, 1885.

THUDICHUM. — The Lancet ang. 1887.

TISSIER. — Anat. pathol. des rhinites chroniques. Ann. des malad. de l'or. du larynx, du nez et du phar., 1894, p. 553.

TOURNEUX. — Note sur la muqueuse de la brêche olfactive chez l'homme. Société Biol. Paris, 1883, 7. s. IV. 186.

TRÈVES. — Di alcune ricerche intorno al potere di assorbiments della mucosa nasale. G. d. R. Acad. d. med. di Torino. 1892. B. S. XL 541-48.

VON TROELXTSCH. - Traité pratique des maladies de l'oreille.

U

URIERFELDER. — Atl. de pathol. histol. I.

V

VOLTOLINI. — Monatschrift. f. Ohren, n° 4, 1877.

W

WURTZ. — Le pouvoir bactéricide du mucus nasal. Ann. Méd. oreilles, nez, etc., 1893, XIX, 671-76.

J. WRIGHT —. Comparaison entre l'hypertrophie de la muqueuse nasale et le papillome vrai.

Congrès de Washington, juin 1894.

Z

Ziem. — Bemerkungen zu dem anpatze des H Dr Poelchen zur anatomie des Nasenrachen rumers. Arch. fur pathol. anat. Berlin, 1890.

Ziemsen. — Pathol. et Thérap. spec., 1879.

Ziervogel. — De naribus internis, 1760.

Zoja. — Contribuzione all anatomia del meato medio delle fosse nasali. R. Ist. Lomb. di sc. et lett. Milan, 1870.

Zuckerkandl. — Normale und pathol. Anat. der Narenhohle, Wien, 1882, Paris, Masson, 1895. Trad. Franc.

— Das adénoïde Gewcle der Nasenschleimhaut. Wien, Med. Jahrb., p. 219, 1886.

— Das Schwellgewek der Nasenschleimhaut und dessen bezichungen zum Respirationspielt. Mitth.d. ver. d. aer. in Steiems, 1884-1885, XXI, 104-106.

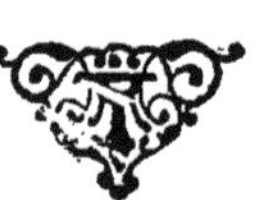

TABLE DES MATIÈRES

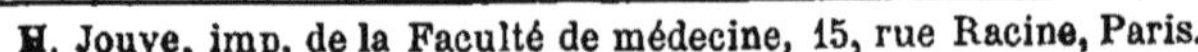

H. Jouve, imp. de la Faculté de médecine, 15, rue Racine, Paris.

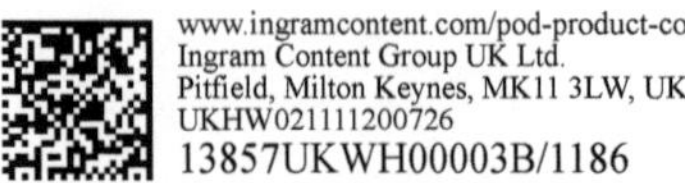
www.ingramcontent.com/pod-product-compliance
Ingram Content Group UK Ltd.
Pitfield, Milton Keynes, MK11 3LW, UK
UKHW021111200726
13857UKWH00003B/1186

9 782012 970984